Annika Rösler
Evelyn Höllrigl Tschaikner
Nachwehen

Annika Rösler
Evelyn Höllrigl Tschaikner

Nachwehen

Trost und Hilfe bei überwältigenden
Gefühlen rund um die Geburt

Kösel

Sollte diese Publikation Links auf Webseiten Dritter enthalten, so übernehmen wir für deren Inhalte keine Haftung, da wir uns diese nicht zu eigen machen, sondern lediglich auf deren Stand zum Zeitpunkt der Erstveröffentlichung verweisen.

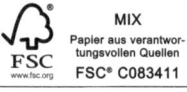 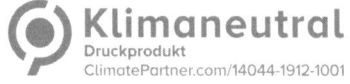

Penguin Random House Verlagsgruppe FSC® N001967

Copyright © 2021 Kösel-Verlag, München,
in der Penguin Random House Verlagsgruppe GmbH,
Neumarkter Str. 28, 81673 München
Umschlaggestaltung: Weiss Werkstatt München
Redaktion: Diane Zilliges
Cover- und Innenteilillustrationen: Nadja König, www.nadjakoenig.com
Schmuckillustrationen – stock.adobe.com: Kreis (Vector Tradition); Sprechblase (Egor Shilov); 27, 29, 48 (gmm2000); 91 (tlvfotostudio); 107 (thanakorn); 107 (Terriana); 134 (arkadiwna); 148, 149 (Matias); 149 (devitaayu); 164 (yod77); 173, 174, 193 (mgdrachal); 176 (RATOCA)
Satz: dtp im Verlag
Druck und Bindung: CPI books GmbH, Leck
Printed in Germany
ISBN 978-3-466-31160-6
www.koesel.de

Dieses Buch ist auch als E-Book erhältlich.

Inhalt

Vor(wehen)wort — 9

Das erste Mal so ein bisschen schwanger — 13

Herzlichen Glückwunsch zur Geburt. Junge oder Mädchen? Es ist eine Mutter! — 14

Von sanftmütigen Engeln und ziemlich gefährlichen Preggosauriern — 19

Geburtsvorbereitung ist alles. Dachten wir — 23

Tausche gutes Bauchgefühl gegen vermeintliche Sicherheit. — 31

Rendezvous mit unserem Bauchgefühl. Ist das was Verbindliches? — 40

Nach der Geburt ist vor der Geburt. Pränatales Warm-up mit Hirn und Herz — 44

Die Stunde null. Oder: Die Geburt einer Mutter — 49

Das Märchen der ersten Geburt. Eine Frau in ziemlich guter Hoffnung — 50

Ich, das Tier. Metamorphose im Wehenzimmer — 53

Kleines Kreißsaal-Quiz: »Welches Tier bist du?« — 55

Kaiserschnitt. Der Name für persönliches Versagen? — 57

Von »richtigen« Geburten. Und »falschen« Gefühlen — 65

I had a dream. Meine ganz normale Traum(a)geburt — 68

Schütze dich! Gewalt im Kreißsaal hat viele Facetten — 76

Ein kleines Stück Heilung. In vier Schritten — 87

Endstation Wochenbett. Wo genau finde ich jetzt noch mal das Glück? — 99

Und plötzlich war ich Mutter. Wie geht das jetzt mit dem Glücklichsein? — 102

Dancing the Babyblues. Matsch im Kopf statt Melodien — 106

Anleitung für den »korrekten« Umgang mit Wöchnerinnen. Lektion 1 – Basiswissen — 116

Newborn-Identität. Das neue Leben zwischen Schuldgefühl und Mutterglück — 118

Weibliche Schuld. Und wie befreien wir uns jetzt davon? — 130

»Still, still, still. Weil's Kindlein schlafen will.« — 135

Mein postpartaler Mitbewohner. Im Wochenbett ist man gemeinsam weniger allein — 143

Wir öffnen unseren Muttermund: Der selbstbestimmte Weg — 151

Mit der patriarchalen Geburtshilfe zu mehr Sicherheit beim Gebären. Sicher? — 152

Die selbstbestimmte Gebärende. Auf dem Weg in eine muttermündige Zukunft — 159

Gedankenausflug Hausgeburt. Was ist daheim eigentlich anders? — 167

Deine Bedürfnisse. Deine Geburt! — 170

Nicht ohne meinen Kreißsaal-Bodyguard. Mit Unterstützer(in) zur Geburt — 175

Lasst uns doch einfach in Frieden! Gebären! — 178

Muttergefühle unplugged. Wenn das Unperfekte einfach perfekt ist — 188

»Du musst hier nicht dazugehören. Aber such dir, was zu dir gehört.« — 195

Nach(wehen)wort — 199

Nachgeburt — 203

Dein Geburtsbericht	204
Empfehlungen der WHO zum Thema Geburt	206
Empfehlungen der S3-Leitlinie »Vaginale Geburt am Termin«	208
Die besten Mittel gegen Nachwehen	211
Anlaufstellen bei schwierigen und Gewalt rund um die Geburt	212
Nachwehen - Die Zeugung	213
Wir sagen Danke	214
Unsere Geburtsbegleiter	219
Literatur	220
Vorträge und Filme	221
Anmerkungen	222

Vor(wehen)wort

Herzlich willkommen auf der wohl wildesten Achterbahn, die es in diesem Universum gibt. Dort, wo es dich manchmal völlig überrumpelt, dir schwindelig wird vor Glück und dir Kopf und Herz nur so um die Ohren fliegen. Dieses Buch handelt vom größten Abenteuer, auf das du dich jemals eingelassen hast: Es geht um die Gefühle rund um Schwangerschaft, Geburt und Wochenbett.

Bei einer Geburt werden immer zwei Menschen geboren, ein Baby und eine Mutter. Während es das süße kleine Wesen aber verdammt gut beherrscht, sich direkt in den glitzernden Vordergrund zu schreien und alle in Nullkommanichts zu verzaubern, bleiben wir Mütter außerhalb des Scheinwerferlichts oft völlig allein zurück. Mitsamt befremdlichen Netzschlüpfern, schmerzhaften Wunden und nicht selten mit dem einen oder anderen Trauma. Trotz emsiger Vorbereitung fühlen wir uns plötzlich total außer Kontrolle, fremdbestimmt von vorn bis hinten und von oben bis unten. Die Schuld dafür suchen wir noch immer, eifrig wie ein Trüffelschwein, bei uns selbst.

In diesem Buch geht es um all diese unperfekten Gefühle in der Schwangerschaft, während der Geburt und im Wochenbett. Gefühle, die manchmal viel zu unordentlich sind, um sie in Worte zu fassen. Bei denen wir uns oftmals kaum trauen, darüber nachzudenken, und noch viel weniger, offen darüber zu sprechen. Weil sie so stark sind, so überwältigend und manchmal auch so hässlich. Gefühle, die uns nach der Entbindung schmerzen wie die schlimmsten Nachwehen. Und die uns oft sogar verbieten, an eine nächste Schwangerschaft auch nur zu denken.

Ganz genauso erging es uns, Annika und Evelyn, zwei Mamas von mittlerweile insgesamt fünf Kindern, die wir auf ganz unterschiedliche Art und Weise auf diese Welt brachten. Alle unsere Geburten hatten außer dem Namen »Geburt« und einem kleinen Menschlein, das damit in unserem Leben erschien, wenig gemeinsam. Überraschenderweise waren unsere Gefühle dennoch stets sehr ähnlich.

In jedem der folgenden Kapitel berichten wir offen und ungefiltert über unsere Emotionen und darüber, wie es uns in der Schwangerschaft, während der Geburt und im Wochenbett erging. Begleitet haben uns auf dieser Reise viele Expertinnen und Experten ganz unterschiedlicher Fachrichtungen. Mit ihrem Wissen und ihren Erfahrungen haben sie uns versichert, dass emotionale Nachwehen genauso dazugehören wie Wochenbetteinlagen und schlaflose Nächte. Sie gaben uns wichtige Antworten, lieferten lang ersehnte Erklärungen und wagten mit uns einen Blick auf eine vielleicht ganz neuartige Geburtshilfe.

Es ist uns ein großes Anliegen, dir und anderen Frauen mit diesem Buch eine Umarmung zu schenken, wenn du sie gerade am meisten brauchst. Einen Kompass, wenn du plötzlich orientierungslos bist. Zuversicht, wenn du kaum wagst zu hoffen. Handlungsmöglichkeiten, wenn du denkst, du hättest keinerlei Wahl mehr. Wir möchten dich begleiten, wenn du nochmals schwanger werden möchtest, und dir Hilfestellung geben, wie du deine schwangeren Freundinnen unterstützen kannst. Wir wollen auf die Krusten aufmerksam machen, welche die seit Langem praktizierte Form der Geburtshilfe über die Zeit ausgebildet hat und die wir alle gemeinsam aufbrechen sollten. Denn darunter verbirgt sich etwas ganz Wundervolles … Wir!

Zwischendurch gibt es für dich immer mal wieder kleine Übungen, wie du dir in der jeweiligen Emotionslage selbst helfen kannst. Auch nachträglich. Und wie du manche Situationen vielleicht bei einer nächsten Geburt vermeiden könntest. Manchmal darfst du aber auch einfach nur schmunzeln. Alles von ganzem Herzen und immer zwanglos. Denn dieses Buch klagt nicht an, es schreibt nicht vor und es will nicht überzeugen. Wir wollen dir aber zeigen, dass es so wie dir auch vielen anderen Frauen geht. Wir wollen dir das Selbstvertrauen zurückgeben, das dir möglicherweise irgendwo zwischen Kreißsaaltür und neuem Leben abhandengekommen ist.

Wir haben das Buch geschrieben, das uns immer gefehlt hat. Eines, das alles umfasst, die ganze Bandbreite an Emotionen. Die Momente, in denen es nach frisch gewaschener Wäsche und selbstgebackenem Kuchen riecht, aber auch die, in denen Tränen der Verzweiflung, Wut und Traurigkeit vorherrschen. Und natürlich auch die Momente, in denen wir felsenfest davon überzeugt sind, Mann und Sprössling beim nächsten Eltern-Kind-Flohmarkt an die allererste Interessentin zu verschenken.

Wir möchten dir die perfekten Argumente liefern, um deinen Liebsten zu erklären, wie du dich in diesem Prozess des Mutterwerdens fühlst und was du jetzt brauchst. Am liebsten würden wir dich »Jaaa, genau so ist es!« und »Halleluja, endlich sagt's mal einer!« rufen hören oder laut lachen. Und vielleicht hören wir dich ja sogar.

Und jetzt los. Es darf wild unterstrichen, gehighlighted und geeselsohrt werden. Und gern darfst du das Buch auch dem Kindsvater, der Schwiegermutter oder der kinderlosen Freundin aufs Kopfkissen legen.

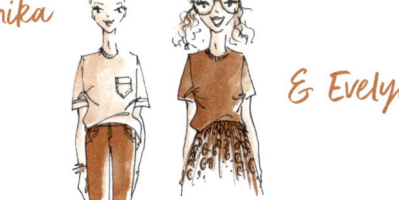

Annika & Evelyn

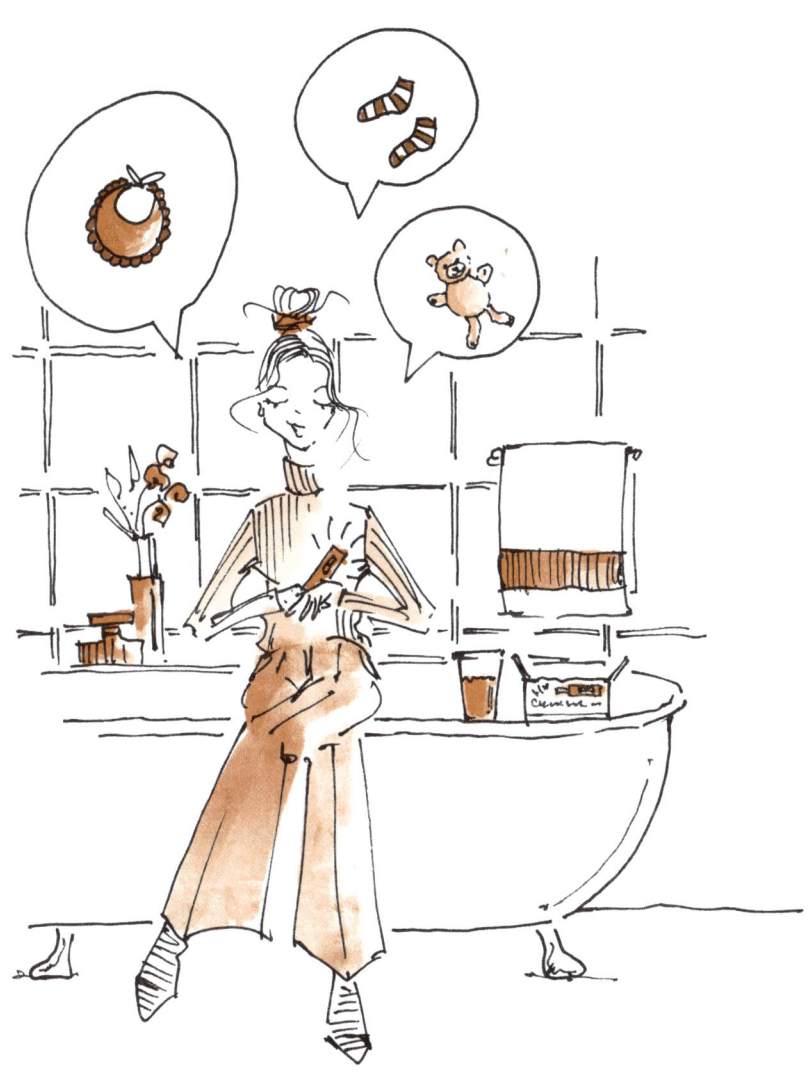

Herzlichen Glückwunsch zur Geburt.
Junge oder Mädchen? Es ist eine Mutter!

Vor nicht allzu langer Zeit waren wir, Annika und Evelyn, noch kinderlos. Wir schliefen durch, konnten uns tiefenentspannt einen »Tatort« mit Kindesentführungen anschauen und wir hatten keinen blassen Schimmer von Stillhütchen, Nasensaugern oder Pastinaken. Das hielt uns allerdings nicht davon ab, in unseren ausgeschlafenen Köpfen schon eine recht klare Vorstellung von der Geburt unseres ersten Babys zu pflegen. Und davon, wie sie denn idealerweise ablaufen sollte. Wir waren bereit. Als wir dann tatsächlich schwanger wurden, wälzten wir in heller Vorfreude so einige Schwangerschaftsbücher und verfolgten mit Neugier Woche für Woche die Entwicklung unseres Mini-Zellklumpens im Bauch. Außerdem vertrauten wir unserem guten Bauchgefühl und der Tatsache, dass das doch schon Milliarden Frauen vor uns geschafft hatten. Irgendwann würden die Wehen beginnen, dann hieße es veratmen, Treppensteigen, ein bisschen Wanne, ein bisschen Ball und dann ganz viel Liebe. Das dürfte doch zu schaffen sein. So unser Plan.

Im Vorfeld lauschten wir verklärt ein paar wenigen Erzählungen über Bilderbuchgeburten und versuchten die vereinzelten Berichte über Horrorszenarien gedanklich von uns wegzuschieben. Aber wirklich viele Geschichten gab es ohnehin nicht. In Anwesenheit einer Schwangeren verstummen Mütter oft plötzlich oder murmeln unbeholfene Dinge wie »Wirst sehen, wenn du dein Baby in den Armen hast, ist jeder Schmerz vergessen«. Und lügen sich damit alle richtig schön in die Kliniktasche. Über die vielleicht unbequeme – eigentlich aber ganz normale – Wahrheit zwischen nostalgischem Bilderbuch und Horror-Splatterfilm wird meist geschwiegen.

Dann kam bei uns irgendwann dieser Tag der Tage. Und beide mussten wir schmerzlich feststellen, dass unsere Herangehensweise an das Thema Geburt nicht dazu führte, diese eine Geburt zu erleben, die wir uns so sehr gewünscht hatten. Aber warum eigentlich nicht?

Heute wissen wir: Wir waren nicht oder schlichtweg nicht richtig vorbereitet. Auf die Geburt, auf uns als Gebärende und auf alles, was danach kommen sollte. Wir wussten nicht, wie schnell sich ein erträumter Geburtsplan ändern kann. Wir hatten nicht die leiseste Ahnung, was für Emotionen wir während der Geburt haben würden. Vor allem aber waren wir uns unserer eigenen Verantwortung in diesem filmreifen Schauspiel nicht bewusst. Und so kam es, dass wir, die Hauptdarstellerinnen in diesem beeindruckenden Kreißsaaltheater, rasch zu Komparsinnen wurden.

Unsere ersten Geburten verliefen also völlig anders als geplant und wir krochen danach auf allen Vieren mit schweren Gefühlen von Schuld, Unverständnis und Versagen in ein sehr ungemütliches Wochenbett. Stets auf der Suche nach den wahrhaftigen Muttergefühlen, von denen alle sprechen. Wir fühlten uns gefangen in einem emotionalen Vakuum zwischen dem alten und diesem neuen unbekannten Leben. Aber beginnen wir ganz von vorn …

Evelyn

»Da saß ich nun also auf dem kalten Fliesenboden im Badezimmer und tunkte den Teststreifen zwanzig endlose Sekunden höchst konzentriert in das zweckentfremdete Einmachglas vor mir. Erschien da jetzt ein Strich oder nicht?

Ich hielt den Streifen ans Fenster, kippte ihn immer wieder hin und her und fotografierte ihn schließlich zur Sicherheit noch mit meinem Handy.

Auch auf dem Foto war eine sehr dünne zweite Linie zu erkennen. Das Blut rauschte in meinen Ohren. Schwanger? Im Ernst?

Ich wollte gern Mama werden. Warum um alles in der Welt brach ich nun nicht augenblicklich in Freudentränen aus? Warum tanzte ich nicht laut lachend durch die Wohnung? So sollte das doch sein. Schlagartig überkam mich die Panik. Was habe ich getan? Mein Leben lief wie ein Film an mir vorüber. Wie einer dieser Teeniestreifen von früher, bei denen am Schluss immer eine rauschende Party am Pool gefeiert wurde. Zugegeben, ich wurde schon seit gefühlt hundert Jahren auf keine angesagte Party mehr eingeladen, schon gar nicht auf eine Pool-Party, aber das könnte ja noch kommen. Wäre da nicht dieser Hauch von Strich. Und da packte sie mich, die Angst. Warum hat mich eigentlich kein Mensch jemals auf diese skurrile Morgenurin-Situation vorbereitet?

Ein paar Wochen verharrte ich tatsächlich ziemlich fremdgesteuert in dieser Phase zwischen zaghafter Freude und regelmäßig auflodernder Panik. Immer bevorzugt in der Nähe von Toiletten, weil manchmal einfach alles zum Kotzen war. Nach außen versuchte ich natürlich stets den Schein zu wahren, man sprach ja vor der zwölften Schwangerschaftswoche nicht offiziell darüber. Nicht dass man (frau) bei unverhofften Komplikationen auch noch ohne Baby direkt auf dem Abstellgleis des Arbeitgebers landete.

Irgendwann war das erste Trimester dann vorüber und endlich konnte ich der Welt mein Bäuchlein zeigen. Das zugegebenermaßen immer noch eher aussah, als hätte ich gerade zwei Big-Mac-Maxi-Menüs vertilgt. Ich betrachtete mich im Spiegel und was ich sah, hatte wirklich wenig damit zu tun, wie ich vorhatte, in der Schwangerschaft auszusehen. Geschweige denn, wie ich plante, mich zu fühlen. Der dicke Bauch war da, das ließ sich definitiv nicht mehr leugnen, aber davon abgesehen war wenig so, wie ich es mir einst romantisch erträumt hatte.

Bevor ich schwanger wurde, liebte ich es, mir in Magazinen oder im Internet die schönen, prallen Babybäuche anderer Frauen anzusehen. Von

Frauen in Spitze, mit wallender Mähne und leuchtenden Frühlingsblumen im Haar. Von Frauen, die in der Badewanne lagen und mit sanftem Blick ihre perfekten Bäuche streichelten, während rosarote Pfingstrosen um sie herum schwammen. Diese Bilder brannten sich tief in mein Hirn ein: Genauso plante ich auch auszusehen. Der kleine, aber feine Unterschied war, dass die Schwangeren in meinem Kopfkino im Wasser lagen – und keine verflixten Wassereinlagerungen in ihnen. Meine Finger sahen zeitweise aus wie kleine Bockwürste, meine Knöchel am Fuß waren so breit wie meine Knie und selbst die waren aufgedunsen. In den letzten Schwangerschaftswochen war jeder Schritt eine Qual und eine noch größere wäre es gewesen, für ein Foto in so eine Badewanne zu steigen. Ich wäre wohl in diesem Leben nicht mehr herausgekommen.

Und dann dieser Mythos vom Schwangerschaftsglow, diesem sagenumwobenen Leuchten von innen heraus. Möglicherweise hatte ich das zuweilen auch, ohne mir dessen bewusst zu sein. Wenn ich jedoch in den Spiegel blickte, leuchtete mir in der Regel eines entgegen: Pickel. Und unterhalb von diesem sehr jugendlichen Teint ein verdammt strahlendes Doppelkinn.

Da mich im Vorfeld niemand über solche Dinge in Kenntnis gesetzt hatte, lernte ich es also auf die harte Tour: Schwanger zu sein bedeutet nicht zwingend, einer Elfe zu gleichen. Ich sah eher aus wie eine Hummel.

Und versteh mich nicht falsch, es mag diese Frauen geben, die ihre Schwangerschaft tagtäglich genießen, die sich rundum wohl, schön und begehrenswert fühlen, und ich freue mich aufrichtig für sie. Ein bisschen. Ein sehr kleines bisschen. Aber es gibt eben auch die Hummeln. Die Frauen, für die eine Schwangerschaft eher Mittel zum Zweck ist, nämlich nach neun Monaten das eigene Baby in den Armen zu halten.

Und seien wir mal ehrlich – es ist doch bei allen ersten Malen so: Man tut es einfach und hofft inständig, dass irgendetwas Gutes dabei rauskommen möge. Wer hat denn seinen ersten Kuss, den ersten Sekt, den ersten

Sprung vom Dreimeterbrett oder den ersten Sex auch nur im Entferntesten genossen? Vermutlich die wenigsten.

Genauso war es bei mir. Ich war zum ersten Mal schwanger und definitiv nicht so happy wie erwartet. Wenn Frauen allerdings gestehen, dass sie es nicht so cool finden, schwanger zu sein, fühlen sich die meisten Zuhörerinnen plötzlich irgendwie unbehaglich. Das lächelt die ebenfalls schwangere Super-Sybille dann lieber ganz schnell weg und lästert abends beim Mann über die komische, undankbare Freundin.«

Von sanftmütigen Engeln und ziemlich gefährlichen Preggosauriern

Für manche scheint es einfacher zu sein, sich bei einem alkoholfreien Prosecco mit einer strahlenden Schwangeren zu freuen als mit einer zweifelnden, ängstlichen Frau im Wald spazieren zu gehen, weil diese aufgrund ihrer Hämorrhoiden nicht gut sitzen kann und gern mal ohne Publikum all ihre Ängste und Sorgen rausheulen möchte.

Schwanger zu sein, ein Baby in sich zu tragen, ist unglaublich. Und es ist großartig, was wir Frauen während dieser Kugelzeit alles leisten. Wir dürfen nicht vergessen: Wir machen einen Menschen! Mit Haut und Haaren und klitzekleinen Fingernägeln.

Dieser Schwangerschaftsprozess kann für manche Frauen aber eben durchaus zäh, sehr anstrengend oder auch sehr befremdlich sein.

Ganz sicher waren wir zwischendurch auch mal die gutmütig lächelnde Schwangere. Aber wir waren auch ein pöbelnder und keifender Preggosaurus. Wenn wir draußen neben kleinen lärmenden Claus-Kevins standen, zwangen wir uns, diese nicht wie früher mit bösen Blicken zu strafen, sondern selbst zu einer toleranteren, geduldigeren und einfach besseren Version unserer selbst zu werden. Was in etwa … überhaupt nicht klappte.

Und wenn die Väter unserer Kinder hier eine Stimme hätten, würden sie wohl dafür plädieren, dass im Mutterpass einer jeden Schwangeren auch zwingend ein Waffenschein integriert werden sollte. Okay, zumindest bei uns.

> **Preg·go·sau·rus**
> *Substantiv, maskulin [der]*
> Der Begriff Preggosaurus beschreibt eine Gruppe weiblicher Humanoiden mit einer temporär recht unvorteilhaften Gewichtsverteilung im Rumpfbereich. Besonders gefürchtet sind sie aufgrund ihres stellenweise aggressiven Verhaltens, das gelegentlich von hysterischem Lachen oder Weinen und/oder Heißhungerattacken abgelöst wird.

Unter dieser Hormongewalt litten vermutlich neben unseren Partnern zuweilen auch Freunde, Arbeitskolleginnen, Postboten, Kellnerinnen, Beamte, Fahrgäste in den öffentlichen Verkehrsmitteln und so weiter. Und allen voran natürlich wir selbst. Aber auch das war okay. Denn zwischen uns und all diesen sanft und weise lächelnden Schwangeren in den Magazinen und Instagram-Profilen gab es einen grundlegenden Unterschied: Sie waren nicht wir. Und ziemlich sicher waren diese Frauen auf den Bildern auch nicht sie selbst, sondern vermutlich ein künstliches Konstrukt, das vor allen Dingen eines bei uns macht: Druck aufbauen.

Du bist einzigartig

Es ist absolut in Ordnung, nicht jede Sekunde dankbar zu sein, weil es vielleicht endlich geklappt hat. Es ist vollkommen okay, sich über all die Nebenwirkungen auszulassen, denn da gibt es einige: Übelkeit, Schwindel, Müdigkeit, depressive Verstimmungen, Ängste, Schwangerschaftsdemenz, Kurzatmigkeit, Verstopfung, Inkontinenz, um nur ein paar zu nennen.

Und nein, Schwangerschaft ist keine Krankheit. Manchmal fühlt es sich aber ziemlich genau so an.

Schwanger zu sein ist immer irgendwie magisch. Was aber nicht bedeutet, dass wir es auch so empfinden müssen. Eine Schwangerschaft kann mühsam und nervenaufreibend sein, mit Ängsten verbunden und mit Ungeduld. Sie kann uns dankbar machen und demütig, aber auch verunsichert und unzufrieden.

Wichtig für uns Frauen ist es zu verstehen, dass es unsere ganz individuelle Schwangerschaft ist und damit schon von Grund auf nicht vergleichbar mit anderen. Nicht mit den werdenden Müttern bei Instagram oder in irgendwelchen Hochglanzmagazinen, aber auch nicht mit der gebärfreudigen Gabi aus der Geburtsvorbereitung. Denn eines ist sicher: Egal, ob Kinder ihre Purzelbäume noch im Bauch der Mutter schlagen oder später auf den vollgepieselten PEKiP-Matten unter den Argusaugen der Müttermafia: Vergleiche sind wie Gift. Wir sind alle unterschiedlich und wir sind alle besonders.

In diesem Sinne: Lasst uns offen und ehrlich über die Zeit sprechen, in der die Pickel sprießen und die Hämorrhoiden gedeihen. In der wir unseren Körper manchmal wieder ganz für uns haben und Baby oder Partner temporär zurückgeben möchten.

» Muttermund tut Wahrheit kund: Die Schwangerschaft

Anna: »Während meiner Schwangerschaft hatte ich wenig Beschwerden, aber dennoch ein sehr großes Problem damit, mit all den körperlichen Veränderungen klarzukommen.«

Pippa: »Ich habe mich komisch gefühlt. Fremdbestimmt, unfrei und irgendwie abhängig.«

Julia: »Es war furchtbar, mir ging es sehr schlecht. Körperlich, aber auch emotional.«

Jeannine: »Während meiner Schwangerschaft war ich eher Team Jammerosaurus: Ich war quasi neun Monate lang krank.«

Lea: »Schwanger zu sein war okay. Mal schön, mal beschwerlich … Aber geliebt habe ich es definitiv nicht.«

Marlen: »Das erste Trimester war furchtbar. Ich hatte Ängste, mir war unwohl, ich habe eine Abneigung gegen meinen eigenen Mann entwickelt und Wutausbrüche hatte ich auch noch.«

Nana: »Eigentlich ging es mir immer gut, ich hatte keine großen Probleme. Aber mir fiel das Fremdbestimmtsein echt schwer … und die vielen Emotionen, die ich nicht kontrollieren konnte.«

Geburtsvorbereitung ist alles.
Dachten wir

Innerlich fuhren wir damals bereits mit diesem dünnen, kaum wahrnehmbaren Schatten auf dem Schwangerschaftstest in den Geburtsvorbereitungsmodus. Trotz sehr widersprüchlicher Gefühle zu unserem Körper und filmreifer emotionaler Ausbrüche schlugen wir uns ganz okay als Schwangere. Natürlich verweigerten wir die leckere Bratensoße der Schwiegermutter, weil da, auf unsere Person heruntergerechnet, bestimmt fünfeinhalb Milliliter Rotwein drin waren. Verkocht. Eier verzehrten wir erst, wenn sie hart waren wie Fußbälle, und alle Einkäufe wurden selbstredend vorab auf unsere innere Waage gestellt. Mehr als fünf Kilo? Tut mir leid, Gatte, das musst du tragen!

In unserer ersten Schwangerschaft machten wir alles einfach verdammt richtig. Regelmäßig gingen wir zum Frauenarzt, der mitsamt seines Ultraschallgeräts zum wichtigsten Mann in unserem Leben wurde. Wir nahmen jede Untersuchung mit Baby-TV mit, die wir bekommen konnten, und ließen uns von all den Experten um uns herum richtig schön pampern. Rückblickend betrachtet hatten wir einfach ziemlich viel Zeit, für uns und für das Träumen von unserer perfekten Geburt. Das rauschende Finale nach neun Monaten, es roch nach Champagner und Wunderkerzen. Schließlich hatten das schon Trilliarden Frauen vor uns geschafft und wir waren ja generell nicht so die schmerzempfindlichen Typen.

Mit dem jeweiligen Vater des Zellklümpleins in uns sprachen wir über alles. Wie es wohl werden würde mit Baby. Dass wir uns natürlich nicht verändern und uns immer Zeit für uns als Paar nehmen würden. Wir fragten uns, ob wir irgendwann wieder unsere

Füße sehen könnten. Und wir legten fest, was wir besser machen würden als all die Elternpaare um uns herum. Ein unwesentliches Thema sparten wir jedoch stets aus: die Geburt. Aber das war okay, denn: Wir waren gut vorbereitet.

Neben intensiver Internetrecherche besuchten wir natürlich irgendwann einen Geburtsvorbereitungskurs. Eine gemütliche Yogarunde mit musikalischer Umrahmung von Enya. Mit netten Erstgebärenden und einer Stillschlange im Nacken in eine Oase der Entspannung eintauchen, Klangschalen inklusive. Die runden Bäuche vergleichen, ein bisschen träumen, ein bisschen atmen, hören, was man alles für ein Neugeborenes nicht braucht, um es dann doch noch schnell heimlich online zu bestellen.

Wir waren also optimal vorbereitet und beschäftigten uns nur noch mit Fragen wie: »Was trage ich im Kreißsaal?«, »Sollte ich besser zu den Klängen von Norah Jones oder Iron Maiden tönen?« und »Welche Duftkerze nehme ich mit?«

Wir waren gespannt, äußerst engagiert und zuversichtlich. Die Götter in Weiß würden im Fall der Fälle schon wissen, was zu tun ist.

Die Ruhe vor dem Sturm

Noch heute spüren wir diese Magie der letzten Wochen vor der ersten Geburt und manchmal vermissen wir das sehr. Diesen ~~naiven~~ wunderbaren Zauber, den man nur als Erstgebärende empfinden kann. Als wir monatelang dachten, wir wären vorbereitet auf das Finale. Um dann irgendwann schmerzlich zu erfahren, dass wir schon im Viertelfinale alias Wehenzimmer die Kontrolle über das Geschehen verloren hatten. Mitsamt der extra für diesen Tag geshoppten Leinenjogginghose, die wir dort notgedrungen gegen das mäßig schicke Krankenhaushemd tauschten.

Rückblickend betrachtet würden wir uns in der Geburtsvorbereitung ein bisschen mehr Realität wünschen. Vielleicht wäre es dann eine nicht gar so romantische Abend- oder Wochenendveranstaltung. Anstatt zu den sanften Klängen von Enya zu meditieren, würden wir vielleicht zu AC/DC abrocken. Ganz bestimmt ließen uns manche Wahrheiten im Vorfeld mehr grübeln. Fakt ist nämlich, dass die meisten Mütter um uns herum (außer Super-Sybille und Gebärprofi-Gabi) leider keine besonders schöne erste Geburt hatten. Allein im näheren Freundeskreis gab es die eine oder andere dramatische oder zumindest als sehr dramatisch empfundene Geburt. Möglicherweise würde mehr Aufklärung nicht unweigerlich zu einem schöneren Geburtserlebnis führen. Ganz sicher fiele die emotionale Aufarbeitung hinterher aber leichter. Bestenfalls würden wir uns nicht wie von einem Vierzigtonner überfahren fühlen, sondern vielleicht nur von einem kleinen klapprigen Mofa.

Wir wollen und müssen stark sein bei der Geburt. Wirklich stark können wir aber nur sein, wenn wir wissen, was auf uns zukommen könnte. Wenn wir manche Szenarien vielleicht auch schon mal ganz kurz gedanklich durchgespielt haben. Nur so können wir im Falle einer Komplikation oder einer Änderung des persönlichen Geburtsplans weiterhin bei uns bleiben. Wir müssten dem Fachpersonal um uns herum nicht direkt eine Generalvollmacht ausstellen. Nur aufgeklärt sind wir nicht gezwungen, hilflos die Verantwortung an andere abzugeben. An Menschen, die uns werdende Mamas vielleicht ein paar Stunden, wenn überhaupt, kennen. Würdest du denn dem DHL-Boten die Entscheidung überlassen, ob du die High-Waist-Hose in Größe 38 behältst? Obwohl sie überall zwickt und sich einfach nicht gut anfühlt? Wohl kaum.

Es liegt an uns Frauen, uns diese Aufklärung zu beschaffen. Und hierbei geht es nicht um Panikmache. Nehmen wir mal an, wir kennen zwei werdende Mütter, die sich sogar kurz vor dem Finale und unter stärksten Wehen gedanklich immer wieder mit dem Thema Körperausscheidungen befassten. Die sich fragten, ob da mitsamt Baby vielleicht noch andere Dinge das neongrelle Licht des Kreißsaals erblicken würden. Mal angenommen und rein hypothetisch betrachtet, es wäre uns, Annika und Evelyn, so ergangen: Wir hätten uns beim Endspurt definitiv entspannter die Seele aus dem Leib gepresst, hätten wir gewusst, dass es so ziemlich das Normalste der Welt ist, die Kontrolle über diverse Schließmuskeln der unteren Körperhälfte zu verlieren. Und jedes Dementieren dieser Tatsache hätte vermutlich den Wahrheitsgehalt einer x-beliebigen Aussage von Donald Trump.

Geburtsvorbereitung ist alles. Dachten wir. Und so fuhren wir damals am Tag der Tage mit unseren Männern ins Krankenhaus. Zuvor duschten wir noch, packten die letzten Utensilien in unsere Kliniktasche, zogen uns eine schöne Jogginghose an und tuschten unsere Wimpern. Ja, richtig gelesen. Beendet haben wir diesen Tag dann mit reichlich verlaufener Schminke und den Worten: »What the f***! Wieso hat mir das keiner gesagt? Beim nächsten Mal bereite ich mich besser vor! Ach, was rede ich?! Es wird kein nächstes Mal geben!«

Okay, wie du bereits gelesen hast, gab es bei uns beiden dann doch noch ein oder mehrere nächste Male. Nicht zuletzt deswegen sind wir mittlerweile Expertinnen. Fakt ist, egal wie viele Podcasts wir uns anhören, wie viele Geburtsberichte wir lesen oder mit wie vielen Gebärprofis wir sprechen: Eine Geburt ist nichts, worauf man sich wirklich bis ins Detail vorbereiten kann. Genauso »planlos«, oder nennen wir es lieber: intuitiv, wie Entbindungen nun mal sind und auch sein sollten, ist im Übrigen auch das ganze Leben mit Kind(ern). Nicht die einfachste Erkenntnis.

Spätestens jetzt drängt sich aber die etwas verzweifelte Frage auf: Was können wir denn dann überhaupt zur Vorbereitung tun? Wie schaffen wir es, die Kontrolle nicht zu verlieren? Oder eben nur so weit, wie es uns selbst noch guttut?

Ganz einfach, wir packen unsere Kliniktasche um! Raus mit all den unnötigen Dingen, rein mit Sachen, die uns wirklich weiterhelfen.

Sieben Dinge, die sich in der Kliniktasche als nicht sinnvoll erwiesen haben

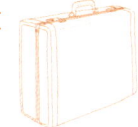

Bücher und Magazine

Es soll Frauen geben, die sich vor der ersten Geburt Romane kauften. Für die zwei Minuten zwischen den Wehen? Oder für die langweilige Zeit im Krankenhaus nach der Entbindung? Äh ja. Die Bücher stehen meist auch nach Jahren noch ungelesen herum. Erfahrungsgemäß reicht die Konzentrationsspanne einer neugeborenen Mutter lediglich aus, um sich den mühsamen und gebückten Gang zur Teeküche in der Theorie zu merken. Oder um eine Gratulations-WhatsApp durchzulesen. Darauf zu antworten und jegliche andere Art der Beschäftigung ist einfach nicht drin.

Make-up

Nach der Geburt sind wir Frauen vollgepumpt mit Emotionen und die eine oder andere auch mit Schmerzmitteln. Definitiv sind wir aber nicht in der Lage, sollten wir es überhaupt jemals gewesen sein, uns einen Lidstrich zu zaubern. Auch nicht für ein Erinnerungsfoto. Das Gute: Dein Baby ist schon von seinem ersten Atemzug an ziemlich geschickt darin, dich als Mutter in den Schatten zu stellen. Vermutlich könntest du im Beisein der verwandtschaftlichen Besuchergruppe an der Stange des Bettgalgens einen Poledance hinlegen. Es würde keiner bemerken.

Unterwäsche

Wenn wir schon an der Bettgalgen-Poledance-Stange hängen, dann doch bitte auch in den sexy geschnittenen Netzunterhosen der Klinik! Denn nein, es hat nichts mit Würdelosigkeit zu tun, wenn du erst mal auf normale Unterwäsche verzichtest, um diese Netzschlüpfer zu tragen. Inklusive Riesenwindel, versteht sich. Einen knapp geschnittenen Slip mit in die Klinik zu nehmen, macht absolut keinen Sinn.

Kontaktlinsen

Vergessen ist die pränatale Eitelkeit. Der Gang zur Toilette, um sich die Kontaktlinsen einzusetzen, ist definitiv ein Weg zu viel. Und das kleine Menschlein, das du so gern sehen möchtest, rückt dir ja ohnehin nicht mehr von der Pelle. Außerdem könnte es auch von großem Vorteil sein, weniger zu sehen. Das kann das eigene Spiegelbild betreffen, aber auch die dreizehnte Großcousine der Zimmernachbarin. Und deren Vetter mitsamt Schwiegermutter und Nachbarin.

Ein Still-BH

Stillen, die natürlichste Sache der Welt … und zu Beginn oft unnatürlich schmerzhaft. Autsch! Da möchten wir doch so rein gar nichts an uns dran haben. Außer Eisbeutel vielleicht. Im Übrigen ist der mit Liebe geshoppte Still-BH spätestens nach dem Milcheinschuss ohnehin um zwei bis fünf Körbchengrößen zu klein.

Das schöne Nachthemd

Lass es zu Hause, es sei denn, es passt farblich gut zu altem und neuem Schweiß, Verzweiflungs- und Freudentränen, Kindspech, Milchflecken und Blut. Sehr viel Blut. Während wir in der Schwangerschaft noch bei jeder einzelnen Blutabnahme liebevoll gefragt wurden, ob denn alles okay wäre, ob wir vielleicht lieber liegen möchten oder ein Glas Wasser bräuchten, fühlten wir uns beim ersten Wochenfluss, als ob wir uns mutterseelenallein die ungekürzte Version von »Das Kettensägenmassaker« im 4-D-Kino anschauen müssten. Und dass wir Frauen nach der Geburt schwitzen wie ein Haufen Norweger in der Sauna, sagt einem auch keiner vorher. Fazit: Kein schönes Nachthemd.

Filzhausschuhe
Hach, sind die warm. Und bequem. Und kuschelig. Und nein, sie gehören nicht in die Kliniktasche. Der Trend geht definitiv zu Adiletten oder alten Pantoffeln, die du beim Verlassen der Klinik dann einfach lässig mit einem einhändigen Dunk in den Krankenhausmülleimer wirfst.

Ich packe meinen Koffer um und nehme mit …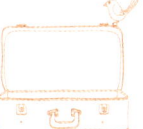

… ein Shirt der Schamlosigkeit
Egal, welche Körperflüssigkeiten und Schimpfwörter dir unten oder oben während der Geburt entweichen, es ist absolut in Ordnung und völlig normal. Es mag seltsam klingen, aber wir garantieren dir, weder Hebamme noch Gynäkologe wurden hier und heute zum ersten Mal angepupst oder angepöbelt.

… eine Weste der Wertefreiheit
Egal, wer wir sind und wie wir gern wären: Diese wenigen Stunden, die wir da insgesamt in Wehenzimmern, Kreißsälen oder auf Wöchnerinnenstationen verbringen, dürfen wir genau so sein, wie wir in dem Moment eben sind. Wir sollten uns sozusagen selbst eine Generalvollmacht für diesen körperlichen und emotionalen Ausnahmezustand ausstellen. Und damit vielleicht auch mühsam erlernte Werte zumindest zeitweise über Bord werfen. Denn wir versuchen gerade, einfach nur klarzukommen.

... ein Buch voller Bauchgefühl

Entscheidungen direkt abzugeben, kann im Familienleben manchmal entlastend sein. Aber bitte nicht im Kreißsaal. Zumindest nicht, wenn wir keine wirkliche Notsituation haben. Das Schöne: Wenn wir auf unser Bauchgefühl hören, müssen wir nicht nachdenken, nicht argumentieren, nicht überzeugen. Weil wir uns selbst – oh Wunder – nämlich schon ein paar Jährchen länger kennen, als uns das Klinikpersonal kennt. Und dieses zarte, leise Bauchgefühl dürfen wir dann auch getrost laut rausbrüllen, wenn uns danach ist.

... Leggins zum Loslassen

Das ist wohl das wichtigste Stück, das in unsere Kliniktasche sollte. Vergiss es bloß nicht. Probier diese Leggins gern auch schon zu Hause mal an. Denn hier ist Übung nicht verkehrt. Wie fühlt es sich an, loszulassen? Wir müssen während der Geburt nicht funktionieren, wir müssen nicht gut aussehen, wir müssen nicht höflich sein. Aber wir sollten loslassen. Das Baby und oftmals auch die entgleisenden Geburtspläne. Ja, manchmal platzen neben der Fruchtblase auch Träume und das darf wehtun.

So, das war's. Oder ist in deiner Tasche noch Platz für eine kleine Sache? Dann stopf noch den *Rock der rücksichtsvollen Angehörigen* mit rein. Kann nie schaden. Dies darfst du auch gern im Beisein deiner Liebsten tun!

Tausche gutes Bauchgefühl gegen vermeintliche Sicherheit.

In unsere Kliniktasche haben wir auch das Bauchgefühl gepackt. Mit diesem Gefühl möchten wir uns hier ein bisschen näher beschäftigen. Denn mal ehrlich: Mit Beginn der Schwangerschaft treten wir heute auch in eine von Technik dominierte Welt. Viele Frauen tragen schon vor dem Ausbleiben der Periode die leise Gewissheit in sich, dass sich da jemand auf den Weg gemacht hat. Vielleicht haben sie davon geträumt, schwanger zu sein, oder sie spüren einfach, dass in ihnen unter Hochdruck ein umfassender Umbau stattfindet, eine Uterus-Komplettrenovierung, wenn frau so will. Vielleicht macht sie auch einfach der plötzlich zwickende Lieblings-BH stutzig. Möglicherweise haben sie sogar schon einen positiven Schwangerschaftstest aus dem Drogeriemarkt in der Tasche und machen sich nun aufgeregt auf den Weg zum Gynäkologen.

Oft sind wir uns also schon ziemlich sicher, dass hier gerade etwas völlig Neues entsteht. Unser Bauchgefühl signalisiert es uns. Dennoch passiert es häufig, dass wir nach dem Termin beim Frauenarzt ohne Mutterpass nach Hause gehen, weil die Technik schon hier lauter tönt als unser Gefühl. Wie haben dann Sätze des Arztes oder der Ärztin im Ohr wie: »Ich sehe zwar eine gut aufgebaute Gebärmutterschleimhaut, aber freuen Sie sich nicht zu früh, eine Schwangerschaft ist noch nicht nachweisbar.«

Verlieren wir hier vielleicht schon ein Stück weit die Verbindung zu unserem Bauch? Es ist mitunter schwierig, ihn zu verstehen, wenn es um uns herum piept und warnt. Hinzu kommt, dass Schwangere alle einzigartig sind und so auch die Entwicklung unserer Babys. In unserem Alltag als Mama hören wir ständig: »Vergleiche dein Kind nicht mit anderen.« Okay, das haben wir mittlerweile (meistens) verinnerlicht. Aber warum tun wir (und die Mediziner) das noch immer in der Schwangerschaft, und zwar schon mit dem positiven Teststreifen?

Unser aller Wunschkind: Der oder die Ottonormalgebürtige

Wir haben der modernen Medizin sehr viel zu verdanken. Infolge des wissenschaftlichen und technischen Fortschritts konnte die Sterblichkeitsrate von Babys und Müttern drastisch gesenkt und die Komplikationen während der Geburt auf ein Minimum reduziert werden. Aber die ganzen Studien und Statistiken, die es hierzu gibt, erwecken den Anschein, dass man Schwangerschaften und Geburten kontrollieren könne und es daher vorsichtshalber auch tun müsse. Diese Kontrolle und die Standardisierung von Schwangerschaften gehen jedoch auf Kosten unserer Individualität. Und wir Frauen verlieren mit dieser vermeintlichen Absicherung auch ein großes Stück vom Vertrauen in unseren Körper. Vor allem Erstgebärende sind von der Pränataldiagnostik mit ihren hochtechnologischen Geräten oft verunsichert. Wir wollen natürlich nur das Beste für unser Ungeborenes und kein unnötiges Risiko eingehen. Wer will schon verantwortlich dafür sein, wenn mit dem Baby was nicht stimmt? Wir Mütter definitiv nicht! Also kaufen wir neben diversen teuren Kombi-Vitaminpräparaten aus der Apotheke auch die eine oder andere ebenfalls sehr teure Untersuchung beim Arzt des Vertrauens. Auch wenn sie nicht von unserer Krankenkasse erstattet wird.

Sicher ist sicher

Generell scheint die Schwangerschaft heute ja eine sehr risikoreiche Sache zu sein. Blättern wir unseren Mutterpass durch, so finden wir insgesamt zweiundfünfzig Risiken, die unsere Schwangerschaft potenziell gefährden könnten. Puh.

So kommt es dann auch vor, dass wir irgendwann nicht mehr wirklich in »guter Hoffnung« sind, sondern tatsächlich nur noch »in Vorsorge«. Bei der Nackenfaltenmessung verfolgen wir verängstigt Wahrscheinlichkeiten und algorithmische Risikobewertungen, bei der Scheitel-Steiß-Länge rennen wir den Durchschnitts-Perzentilen in den Wachstumstabellen hinterher. Jeder Arzttermin, jede Untersuchung kann uns mehr verunsichern! Schwangerschaften und Geburtsverläufe sind jedoch genauso wie wir Frauen selbst: individuell, unterschiedlich, einzigartig!

Natürlich werden durch die engmaschigen Kontrollen auch pathologische Befunde aufgedeckt, wie Präklampsie oder andere Risiken, die besonderer Interventionen bedürfen. Aber das sind Ausnahmen. All die anderen, völlig gesunden Schwangeren werden aufgrund dieser Kontrollen zu Patientinnen.

Doch es wird nicht nur getestet und diagnostiziert, es wird auch eingegriffen. Jede fünfte Geburt findet heute beispielsweise durch eine Einleitung statt. Der künstlich herbeigeführte Start der Entbindung ist damit eine der häufigsten Interventionen in der Geburtshilfe und sicher nicht immer medizinisch indiziert. Gibt es für eine Einleitung jedoch keine hinreichenden medizinischen Gründe, stellt sie sogar einen Risikofaktor für Mutter und Kind dar.[1]

Entbindungstermin. Der Tag, an dem dein Baby ziemlich sicher nicht geboren wird

Betrachten wir also einmal den errechneten Entbindungstermin (ET). Dieser Tag begleitet uns die ganze Schwangerschaft hindurch und kann am Ende sogar Grund für eine Geburtseinleitung sein. Oder auch für das Nein zu Geburtshaus oder Hausgeburt. Um den durchschnittlichen Entbindungstag (denn mehr als ein Durchschnittswert ist es nicht) festzulegen, muss zunächst anhand einiger Parameter der Konzeptionstag bestimmt werden. Also der Tag, an dem dein Mini-Zellhäuflein begann, es sich in dir gemütlich zu machen. Hierbei wird in der Regel der erste Tag deiner letzten Periode miteinbezogen. Was aber, wenn deine Regel so gar keiner Regel folgt? Wenn du immer schon unregelmäßige Zyklen hattest? Was, wenn du zwar normalerweise die Uhr danach stellen konntest, zur Zeugungszeit nun aber im Urlaub warst und der Hormonhaushalt ein komplett anderer war als üblich? Es wird also dringend empfohlen, auch noch weitere Parameter in Betracht zu ziehen.[2] Vielleicht gibt es ja sogar nur einen bestimmten Tag, der dafür infrage kommt. Frauen, die bereits ein oder mehrere Kinder daheim haben, diskutieren dann möglicherweise mit ihrem Gynäkologen, weil sie vehement auf diesem einen infrage kommenden Zeugungstag beharren. ☺

Neben der Identifizierung dieser einen besonderen Nacht gilt ein aussagekräftiger Ultraschall vor der zehnten Woche als entscheidend. Denn bis zu dieser Schwangerschaftswoche kann der mutmaßliche Zeugungstag so tatsächlich sehr zuverlässig bestimmt werden. Nach der zehnten Woche gibt es schon wieder individuelle Größenunterschiede bei den Kindern, sodass sich der Arzt oder die Hebamme mehr auf die möglicherweise ungenaue Zyklus- oder die Sexualanamnese konzentrieren müssen.

Gemäß der Mutterschaftsrichtlinien des Bundesausschusses der Ärzte und Krankenkassen wird der erste Ultraschall jedoch erst in der Zeit zwischen der neunten und der zwölften Woche empfohlen – und die Kosten werden von den gesetzlichen Krankenkassen auch erst ab dann übernommen.

Dies bedeutet nun Folgendes: Wenn wir direkt zu Beginn der Schwangerschaft keinen Ultraschall hatten oder die ersten Ergebnisse schlichtweg nicht notiert wurden (denn bei SSW 6 + 2 ist frau doch noch gar nicht so richtig schwanger[3]), dann steht in unserem Mutterpass irgendwann mit recht hoher Wahrscheinlichkeit ein errechneter Entbindungstermin, der selbst beim Ottonormalgebürtigen mit einer durchschnittlichen Verweildauer von 280 Tagen im mütterlichen Bauch einfach nicht stimmt! Das ist an sich kein Drama und natürlich auch keine neue medizinische Erkenntnis – aber war dir das klar? Also wir waren uns dessen selbst bei unseren zweiten Schwangerschaften noch nicht bewusst.

Wenn der Ottonormalgebürtige seinen eigenen Kopf – und Körper – hat

Im nächsten Gedankengang lassen wir die oder den Ottonormalgebürtigen auch noch ein ganz klein wenig von der Norm abweichen. Vielleicht haben wir es mit einem schnell reifenden oder auch einem eher langsam reifenden Kind zu tun. Dann haben wir plötzlich entweder ein zu großes Baby, das nach Ansicht der Fachleute ganz bestimmt nicht durch das Becken der Mutter passt. Angst! Oder auch ein viel zu kleines Baby, das Anzeichen einer Unterversorgung zeigt. Ebenfalls Angst!

Wenn wir uns einen Apfelbaum mit lauter reifen, leckeren Äpfeln anschauen, würden wir dann wirklich davon ausgehen, dass es einmal PLOPP macht und alle Äpfel nach der durchschnittlichen Reifedauer gleichzeitig nach unten fallen?[4] Wohl kaum.

Und es geht sogar noch weiter. Selbst wenn wir es in unserem Bauch mit einem absolut durchschnittlichen Baby zu tun haben (nie wieder in seinem Leben wird das ein Kompliment sein) und den Entbindungstermin vorbildlich und mit hochauflösendem Ultraschallgerät untermauert vorhersagen konnten, so sind alle Größen- und Gewichtsangaben eben doch nur Schätzungen mit zum Teil nicht unerheblichen Abweichungen zur Realität. In manchen Fällen verschätzt man sich extrem, sogar um mehr als 500 Gramm zum tatsächlichen Gewicht.[5] Das Ergebnis hängt generell auch wesentlich von der Ausbildung und Erfahrung des untersuchenden Arztes ab, so Dr. med. Florian Faschingbauer, Oberarzt an der Frauenklinik des Universitätsklinikums Erlangen. Insbesondere bei sehr kleinen und sehr großen Föten sei die Fehleranfälligkeit der Berechnungen sehr groß.[6]

Das heißt zusammengefasst: Selbst der durchschnittlichste Fötus kann für das medizinische Personal plötzlich zur Drama-Queen werden und allergrößte Aufmerksamkeit auf sich ziehen. Dessen müssen wir uns bewusst sein. Das bedeutet nicht, dass wir die Mediziner nicht ernst nehmen sollten. Aber wir sollten nicht ausschließlich auf ihre Meinung hören, sondern auch auf die Stimme in unserem Bauch. Dass dies allerdings manchmal leichter gesagt als getan ist, zeigt der folgende Erfahrungsbericht von Annika zum Thema Einleitung.

Annika

»Die Schwangerschaft mit meinem dritten Kind war von Anfang bis Ende sehr besonders. Eigentlich war ich ja schon Profi in den anderen Umständen. Dennoch habe ich mich dieses Mal als mittlerweile sechsund-

dreißigjährige Frau auf Anraten des erfahrenen Arztes, der belehrenden Schwangerschaftsforen-Community und der kinderlosen Großtante zweiten Grades dazu hinreißen lassen, ein paar mehr Untersuchungen vorzunehmen. Im Vorfeld darüber nachgedacht habe ich bedauerlicherweise viel zu wenig. Ich war einfach guter Hoffnung und ohnehin schon immer schlecht darin, Nein zu sagen. Dann soll der Arzt diese Checks noch mitmachen, dachte ich. Wie andere Mamas von einem (oder mehreren) kleinen Menschen, zeigte ich mich genügsam und freute mich oft sogar über den einen oder anderen einsamen Arzttermin mit möglichst langer Wartezeit. So konnten Ereignisse wie eine professionelle Zahnreinigung oder eben auch eine Nackenfaltenmessung schon mal einen kleinen Kurzurlaub darstellen. Blöd war nur, dass sich die Untersuchungen dann nicht ganz mit meinen hoffnungsvollen Erwartungen deckten, denn es schien Auffälligkeiten bei der Nabelschnurversorgung zu geben.

Zur Sicherheit machte der Arzt ein Kreuz hinter ›Risikoschwangerschaft‹ und verabschiedete mich mit den Worten: ›Auf Wiederschauen, wir sehen uns nächste Woche.‹ Der meist wöchentliche Jour fixe mit meinem Arzt verhalf mir zu profunden Kenntnissen über die europäischen Königshäuser und optimierte meine Plastikbecher-Pinkel-Performance. Abgesehen davon lieferten die Untersuchungen aber immer wieder dasselbe Ergebnis: Das Baby war zu klein für die jeweilige Schwangerschaftswoche, die Versorgung durch die Nabelschnur grenzwertig, aber gerade noch im Rahmen, alle übrigen Werte des Babys waren gut.

So brütete ich monatelang vor mich hin. Immer neue Hiobsbotschaften, immer wieder versuchten mir die Ärzte ungefragt eine Art von Trost zu spenden. Sie erklärten mir, was für tolle Möglichkeiten die Geburtshilfe doch heute habe. Sie ermutigten mich, dass wir das bis zur dreißigsten Woche schon gemeinsam packen würden. Mit der Lungenreifespritze sei alles Weitere kein Problem. Ich sah die gynäkologische Siegesfaust vor mir: ›Keine Sorge, gemeinsam schaffen wir das!‹

Und ich? Bei mir kämpften Bauch und Verstand. Denn ich selbst hat-

te zu keiner Zeit wirklich Sorge um mein Baby. Der Bursche war zwar anscheinend sehr klein, das zeigte auch der zierliche Babybauch, aber sein Bewegungsmuster war völlig normal. Und ich fühlte mich rundum gut. Dennoch stimmte ich den engmaschigen Kontrollen zu, denn ich traute mich nicht, nur auf meine Intuition zu hören. Ab der vierunddreißigsten Woche waren mein Mann und ich wirklich alle paar Tage zur Untersuchung in der Geburtsklinik, immer mit gepackter Kliniktasche. So kam es, dass mich bis zum Ende der Schwangerschaft über ein Dutzend Ärztinnen und Ärzte akribisch geschallt hatten. Jedes Mal sahen wir wieder in ihre ratlosen Gesichter. Die Werte waren nicht optimal und das Baby wirklich verdammt klein. Seltsamerweise schien es ihm aber ziemlich gut zu gehen. Er war sehr aktiv, die Durchblutung im Köpfchen gut und er wuchs auch – in seinem langsamen Tempo – stetig weiter. Das sahen natürlich auch die Ärzte anhand all ihrer Werte und wunderten sich allesamt. Der Assistenzarzt zog schnell den Oberarzt zurate. Der wiederum holte die Meinung des leitenden Oberarztes ein. Und dann konnte man ja auch noch den Chefarzt anrufen. So ging das bestimmt drölfunddreißig Mal.

Vier Wochen vor dem errechneten Geburtstermin wurde dann schlussendlich eingeleitet. Zur Sicherheit. Nicht, dass wir irgendwann eventuell in eine akute Unterversorgung kämen. Möglicherweise? Vielleicht?

Für die Ärzte war es eine sichere, rationale Entscheidung. Für mich ein schwerer Kampf zwischen Hirn und Herz. Ich verlor langsam die Kraft, die Verantwortung zu übernehmen. Und so drängelten wir den kleinen Menschen vier Wochen vor Termin ohne Anzeichen einer Notsituation nach draußen. Seinen Ärger darüber schrie er uns mit seinen knapp 1900 Gramm auch gleich direkt und ohne schon ganz geschlüpft zu sein entgegen. Das fehlende Gewicht einer Tafel Schokolade beförderte ihn nach einem sehr kurzen Bonding auf die Neugeborenen-Intensivstation.

Vielleicht war diese Einleitung richtig. Vielleicht hätte es irgendwann eine Notsituation gegeben. Vielleicht nicht. Vielleicht war mein Sohn aber auch ein Spätentwickler (wie er das im Übrigen heute noch ist) und wäre gern noch vier, fünf oder sechs Wochen im Bauch geblieben, solange seine Werte weiterhin gut gewesen wären. Und vielleicht wäre er dann mit einem Gewicht auf die Welt gekommen, das gereicht hätte, um ihn mir direkt mit nach Hause zu geben. Wir wissen es nicht. Es ist reine Spekulation, die mich leider nie so ganz losgelassen hat. Fakt ist: Ich habe mein gutes Bauchgefühl gegen eine vermeintliche Sicherheit eingetauscht.«

Rendezvous mit unserem Bauchgefühl.
Ist das was Verbindliches?

Zu diesem Thema fragten wir eine, die sich mit Frauen und ihren Bauchgefühlen wirklich gut auskennt. Gudrun Stölzl aus München ist seit 1987 Hebamme. Nach jahrelanger Klinikerfahrung begleitet sie heute ausschließlich Hausgeburten.

Frau Stölzl, sollten wir Frauen mehr auf unser Bauchgefühl hören und weniger auf Nummer sicher gehen?

So ernst ich das Bauchgefühl meiner Schwangeren nehme, es kann täuschen und wir wissen es bedauerlicherweise immer erst hinterher. Dennoch habe ich schon viele Momente erlebt, wo der Bauch – oder das Herz – recht hatte. Oft auf eine verblüffende Weise. Zu mir kam zum Beispiel einmal eine werdende Mutter, die mir erzählte, dass es ihrem Kind hervorragend ginge. Tragischerweise stellte sich am Ende heraus, dass ihr Ungeborenes eine genetische Besonderheit hatte und außerhalb des Mutterleibs nicht lebensfähig war. Ihr Bauchgefühl jedoch war absolut richtig, denn in ihrem Bauch ging es ihrem Kind wunderbar, trotz seiner Besonderheit.

Was bei mir immer alle Alarmglocken klingeln lässt, ist, wenn eine Frau zu mir sagt, sie hätte das Gefühl, es stimme was nicht. In meine Hebammensprechstunde kam einmal eine höchst besorgte Schwangere direkt nach ihrem fünfzehnten Ultraschall beim Gynäkologen. Dieser betonte immer wieder, dass alles in Ordnung sei. Ich aber habe sie umgehend in die Klinik geschickt und das Kind wurde noch am selben Tag per Kaiserschnitt geboren. Es wog in der neununddreißigsten Schwangerschaftswoche gerade mal 1500 Gramm und war in größter Not. Das Bauchgefühl seiner Mutter hat ihm das Leben gerettet.

Dennoch lässt sich leider keine Regel aufstellen. Es kommt ja auch immer noch das Bauchgefühl der Hebamme dazu oder des Arztes, der Ärztin. Mal angenommen, die Schwangere wurde von ihrem Frauenarzt zur Abklärung in die Klinik geschickt und trifft dort auf eine Medizinerin, die sich strikt an die Leitlinien des Krankenhauses hält. Vielleicht hat sie erst vor Kurzem schlechte Erfahrungen gemacht, weil nicht oder zu spät eingeleitet wurde. Andersherum kann es aber auch sein, dass die Schwangere auf einen sehr empathischen Arzt stößt, der mit dem Bauchgefühl der Frauen bisher nur gute Erfahrungen gemacht hat. Die Situation wird sofort eine ganz andere sein.

Wird in Ihren Augen heute zu oft eingeleitet? Zur Sicherheit?

Den Frauen wird heute oft Angst gemacht. Und Angst ist immer ein schlechter Begleiter. Die Klinikärzte, zu denen die werdende Mutter gegen Ende der Schwangerschaft kommt, kennen die Frauen nicht und sie haben auch sehr wenig Zeit, sich einen Überblick zu verschaffen. Deshalb sind sie besser beraten, sich an die Leitlinien des Hauses zu halten, ein Verstoß dagegen kann nämlich auch unangenehme Folgen für die Ärzte haben. Wissen Sie, warum es die Leitlinien gibt? Damit man nicht selbst denken muss. Oftmals fehlt dazu einfach die Zeit in der auf Effizienz ausgelegten Klinik.

Spätestens ab dem errechneten Geburtstermin läuft heute ja ohnehin schon der Countdown. Dabei wissen wir doch längst, dass nicht alle Frauen gleich lang tragen. Das hängt von vielen Faktoren ab, zum Beispiel auch der Ernährung. Schnell verfügbare Kohlenhydrate haben beispielsweise einen negativen Einfluss auf den Geburtsbeginn, da sie im Körper eine Insulinausschüttung auslösen. Das Insulin dockt am Ende der Schwangerschaft oft an Rezeptoren an, die eigentlich für sogenannte Prostaglandine vorgesehen sind. Das sind hormonartige Stoffe im Körper, die unter anderem wichtig für die Auslösung von Wehen sind. Der Geburtsbeginn wird aufgrund der Ernährung also eventuell verzögert.

Ab dem errechneten Geburtstermin ist auch der werdende Vater als Begleiter oft nicht zu unterschätzen. Immer wieder ist er derjenige, der das Warten nicht mehr aushalten kann und auf seine Frau einredet, sie solle doch vernünftig sein. Er denkt, dass sie auf »Nummer sicher« gingen, wenn sie sich an die Empfehlungen des Hauses hielten. Darum ist es umso wichtiger, dass die Frau weiß, was sie will und was sie absolut nicht will, und dass sie in der Klinik bei der Übergabe des Mutterpasses nicht gleichzeitig auch ihr Selbstbestimmungsrecht mit abgibt.

Stichwort Sicherheit. Wir gebären heute in der Regel im Krankenhaus. Ein Ort für Patienten, für Notfälle. Ein Haus, in das man geht, wenn man gesundheitliche Probleme hat. Wird damit nicht auch unsere Gebärfähigkeit infrage gestellt?

Ganz bestimmt. Allein der Ausdruck »Patientin« für eine schwangere Frau stört mich sehr. Ich habe keine Patientinnen. Ich betreue Schwangere, Wöchnerinnen und Kinder. Diese Begrifflichkeit macht schon etwas mit der Frau und ihrer Einstellung zur eigenen Gebärfähigkeit. Dann wird ihnen noch von den Medizinern gesagt, dass der Bauch zu groß wäre, das Kind sicher nicht durchs Becken passe, sie zu alt seien oder »Einmal Kaiserschnitt, immer Kaiserschnitt«. Die Bandbreite ist groß, wie die Frauen mitsamt ihrem Bauchgefühl heute verunsichert werden.

Es gibt aber auch immer wieder Frauen, die sich nicht beirren lassen und weiterhin im Vertrauen mit ihrem Bauchgefühl bleiben. Auch wenn sie dafür »auf eigene Verantwortung« unterschreiben müssen.

Was machen diese Frauen in Ihren Augen anders? Sie sagen ja selbst, das Bauchgefühl könne auch täuschen und sei keine unumstößliche Größe. Wie schaffen wir Frauen den Ausgleich zwischen Bauchgefühl und Sicherheit?

Es ist eigentlich ganz einfach: Fragen Sie immer nach Alternativen! Das ist der Türöffner. Die Frage nach Alternativen halbiert die Interventionsrate. Im hektischen Klinikalltag zu sagen: »Nein, das möchte ich nicht«, das ist nicht leicht. Und es birgt auch immer die Gefahr, gleich von Anfang an stigmatisiert zu werden. Es schließt die Tür und ist oft ein Beziehungskiller. Wenn Sie also im Gespräch mit den Ärzten oder Hebammen merken: »Stopp, das will ich nicht«, dann fragen Sie oder Ihre Begleitung: »Welche Alternativen gibt es?« Denn die gibt es immer. Zumindest die Alternative, das Empfohlene nicht zu tun. Oft kommt durch diese Frage etwas ins Rollen, was nicht geschehen wäre, hätten Sie nicht gefragt.

Wir sollten unser Bauchgefühl also immer ernst nehmen. Wenn wir in der Schwangerschaft plötzlich Angst um unser Kind verspüren, dann ist es von großer Bedeutung, dieser Intuition zu folgen, unsere Sorgen klar zu äußern und zu jeder Zeit auf Aufklärung zu bestehen. Denn das kann Leben retten. Ähnlich verhält es sich, wenn es die Ärzte sind, die sich Sorgen machen. Wenn es uns gut geht und wir unser Baby sicher in unserem Bauch wissen, dann ist die Sorge eines Arztes genau der Zeitpunkt für uns, noch genauer hinzuspüren. Es geht keineswegs darum, die Mediziner nicht ernst zu nehmen. Und wir sprechen hier selbstverständlich auch nicht von krassen Notfällen, die nach einer sofortigen Intervention verlangen. Es geht um diese Sorgen, die sich meist über Wochen oder Monate hinziehen. Kind zu groß, zu klein und so weiter. Unser gutes Bauchgefühl kann in diesem Fall der Motor sein, mit dessen Hilfe wir uns selbst kompetent machen. Uns informieren, mündig auftreten und, wie Frau Stölzl anmerkte: immer nach Alternativen fragen.

Nach der Geburt ist vor der Geburt.
Pränatales Warm-up mit Hirn und Herz

Manchmal ist nach der Geburt vor der nächsten Schwangerschaft. Auch wenn du über ein weiteres Kind momentan ungefähr so viel nachdenkst wie über Toilettensteine oder Origami-Kraniche, möchten wir dir hier Raum für ein mögliches Umdenken geben. Wir wollen dich unterstützen, in einer nächsten Schwangerschaft die Verantwortung bei dir zu behalten.

Der Tipp von Frau Stölzl, stets nach Alternativen zu fragen, hat uns zu der Recherche darüber animiert, was wir in der Schwangerschaft noch tun können, um mündig zu bleiben. Um unserem Bauchgefühl zu trauen, aber zugleich die Fakten im Auge zu behalten, die uns Hebammen und Ärztinnen oder Ärzte mitgeben. Und so sind wir über das BRAIN-Modell gestolpert, eine wunderbare Methode, um Entscheidungen zu treffen und deren Tragweite zu verstehen. Du findest hier eine Übung, wie auch an einigen anderen Stellen dieses Buches. Nun musst du dich aber nicht gezwungen fühlen, direkt deinen Stift zu zücken und mitzumachen. Vielleicht bist du noch nicht bereit dafür. Das ist vollkommen okay. Du kannst die Übung also gern überspringen und dann zu ihr zurückkehren, wenn du das Bedürfnis danach hast. Es ist nur ein Angebot, das du dir in deine »Werkzeugkiste für (mutter)mündige Mamas« legen kannst.

Die selbstbestimmte Geburtsvorbereitung mithilfe der BRAIN-Methode

BRAIN ist ein Akronym und steht für:

Benefits: *Was sind die Vorteile?*
Risks: *Wo liegen die Risiken?*
Alternatives: *Welche Alternativen gibt es?*
Intuition: *Was sagt mein Bauch?*
Nothing: *Was passiert, wenn wir nichts tun?*

Klingt ziemlich trivial, doch mit diesen fünf Fragen wirst du es schaffen, informiert zu sein und selbstbestimmter zu handeln. Generell lässt sich diese Herangehensweise auch auf alle anderen Entscheidungen übertragen, mit denen wir im Laufe des Lebens konfrontiert werden. Wenn wir Kinder haben, potenziert sich die Menge an zu treffenden Entscheidungen noch um ein Vielfaches. Und so kannst du es dir beispielsweise auch beim Kinderarzt leichter machen, wenn Fragen oder Zweifel zu verschriebenen Therapien oder Ähnlichem aufkommen.

Wir möchten dir die BRAIN-Methode anhand der von Annika beschriebenen Erfahrung mit der Geburtseinleitung verdeutlichen. Damit wird nämlich klar, was gut für sie gewesen wäre, um sich weniger abhängig zu fühlen. Also rein in die mentale Zeitmaschine und zurück in die sechsunddreißigste Schwangerschaftswoche. Kurz nachdem der Arzt sagte: »Ich würde vorschlagen, wir leiten morgen die Geburt ein. Zur Sicherheit. Jetzt ist alles noch gut. Aber wir wollen in keine Notsituation kommen. Nicht, dass Ihr Baby in Gefahr gerät und unterversorgt ist.«

Puh, Achtung Triggerwörter: »Notsituation!« »Gefahr!« »Unterversorgung!« Annikas Blick wanderte hilflos zu ihrem Mann, der schaute wiederum hilflos zurück, bis sie dann beide gemeinsam antworteten: »Okay, dann machen wir das. Leiten wir ein.«

Annikas heutiges Ich mit Hirn und Herz würde Folgendes antworten: »Vielen Dank für Ihre Einschätzung. Wir bräuchten jetzt einen Moment Zeit, um nachzudenken und uns in Ruhe zu besprechen.«

Und dann würden sich beide folgende Fragen stellen und diese auch für sich beantworten:

Benefit: *Was wäre der Vorteil, wenn wir morgen einleiten?*
»Wir eliminieren damit das Risiko einer potenziellen Notsituation, die aktuell allerdings nicht besteht.«

Risks: *Welche Risiken entstehen bei der Einleitung?*
»Mein Bauchbewohner ist mit ziemlicher Sicherheit noch nicht reif. Er wird vermutlich Anpassungsstörungen haben und auf die Intensivstation verlegt werden. Oder schlichtweg den Leitlinien der Klinik nach zu leicht sein und aufgrund dessen nicht bei mir bleiben dürfen. Auch das Risiko eines Kaiserschnitts ist erhöht.«

Alternatives: *Welche Alternativen gibt es zur Einleitung?*
»Wäre ein stationärer Aufenthalt in der Klinik denkbar mit kontinuierlichem CTG[7] und regelmäßiger Dopplersonografie, die neben anderen Parametern die Versorgung zwischen Plazenta und Kind prüft? Zumindest für ein paar Tage, um nochmals Zeit zu schinden. Jeder Tag im Bauch zählt! So könnte man im Falle einer Notsituation direkt handeln.«

Intuition: *Was sagt denn mein Bauch?*
»Ich habe das Gefühl, dass es dem Baby sehr gut geht. Ich spüre seine Bewegungen stark und regelmäßig. Kein verändertes Bewegungsmuster.«

Nothing: Was passiert, wenn wir nichts tun?

»Wenn wir morgen nicht einleiten? Ich müsste mit Sicherheit wieder in der Klinik zum Doppler-Date erscheinen. Möglicherweise täglich.«

Hätten Annika und ihr Mann die BRAIN-Methode damals schon gekannt und angewandt, hätten sie sich vermutlich dazu entschieden, zumindest noch ein paar Tage zu warten, allerdings »in Sicherheit«. Also direkt in der Klinik oder eben auch mit täglichem Doppler-Jour-fixe vor Ort wie auch schon die Tage zuvor. Bei einer Verschlechterung der Werte wäre eine sofortige Einleitung oder ein Kaiserschnitt infrage gekommen.

Diese Kombi aus Hirn- und Herzentscheidung hätte sich vermutlich sehr gut angefühlt. Auch im Nachhinein. Aber sie können diese Entscheidung nicht mehr treffen. Mit dem Wissensstand von damals war die Einleitung die naheliegendste Lösung, vor allem nach den Worten: »Notsituation!« »Gefahr!« »Unterversorgung!« Die Schlussfolgerung, dass man sich heute anders entscheiden würde, bedeutet nicht automatisch, dass die damalige Entscheidung falsch war.

Vielleicht gab es auch bei dir eine Entscheidung, die du mithilfe der BRAIN-Methode anders gefällt hättest. Eine Situation, an der du noch heute nagst. Sei gut zu dir selbst, schließe Frieden damit und wertschätze dich dafür, dass du getan hast, was du damals für richtig hieltest. Auch das gehört zum Nachsorgeprozess dazu: dass du dir auf die Schulter klopfst, weil du mit schwierigen Situationen und Entscheidungen fertig geworden bist. Und dann schaust du wieder nach vorn.

Deine selbstbestimmte Entscheidung

Mit der BRAIN-Methode kannst du dir in Zukunft wieder ein Stück Sicherheit zurückholen, wenn du sie am meisten brauchst. Du musst dich nicht mehr zwischen faktenorientierter Medizin und mütterlichem Bauchgefühl entscheiden. Beide haben ein gemeinsames Ziel: Eine gesunde Mama bekommt ein gesundes Baby.

Kopier die Fragen raus und häng sie dir an den Kühlschrank, kleb sie in das U-Heft deines Kindes, bei der nächsten Schwangerschaft in den Mutterpass oder wo auch immer du eine kleine Entscheidungshilfe benötigst.

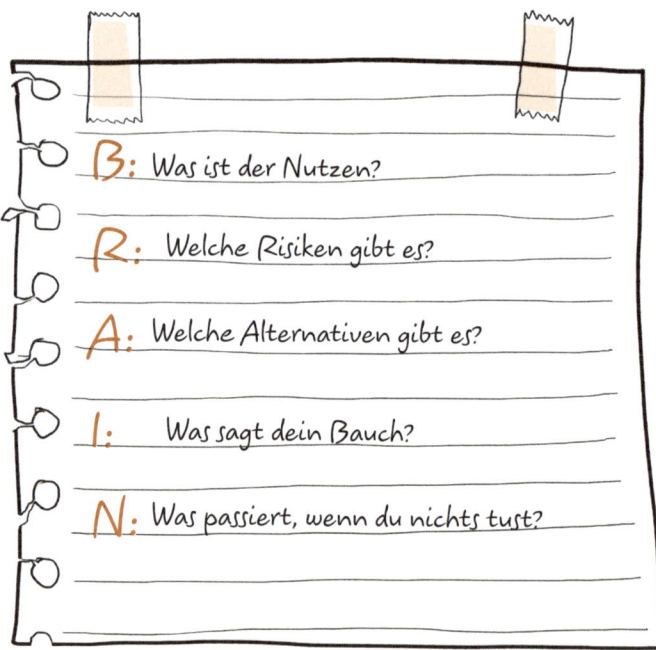

B: Was ist der Nutzen?
R: Welche Risiken gibt es?
A: Welche Alternativen gibt es?
I: Was sagt dein Bauch?
N: Was passiert, wenn du nichts tust?

Damit schließen wir die Geburtsvorbereitung ab. Und ab mit uns in den Kreißsaal …

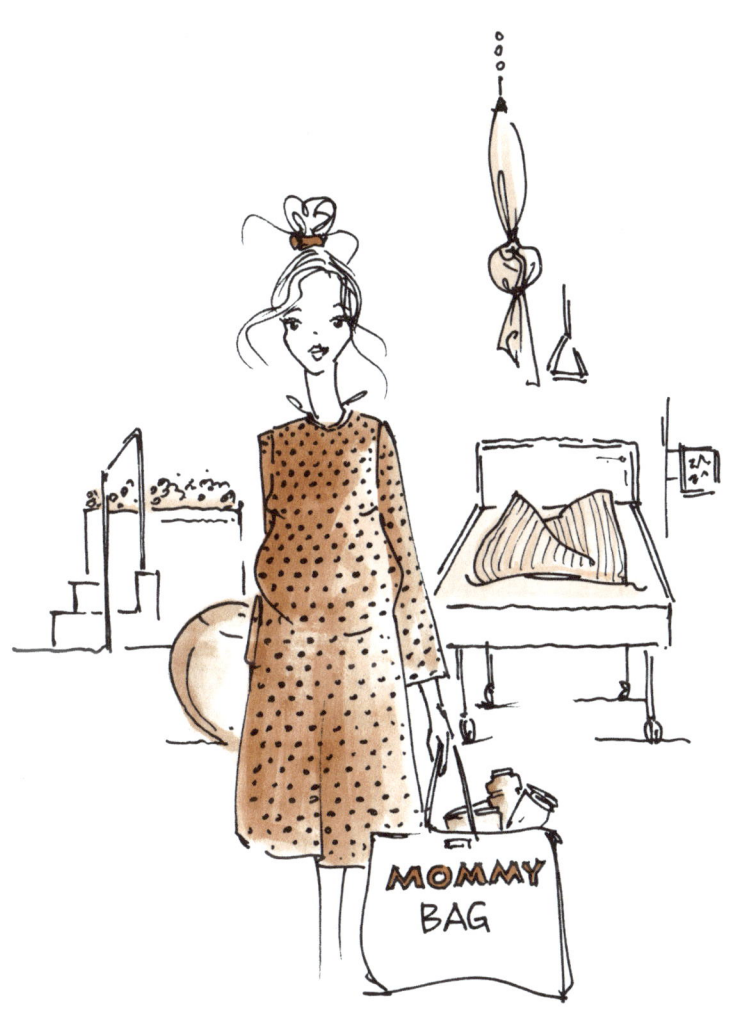

Die Stunde null.
Oder: Die Geburt einer Mutter

Das Märchen der ersten Geburt.
Eine Frau in ziemlich guter Hoffnung

Es war einmal eine Frau, die ihre ganze Schwangerschaft hindurch auf das rauschende Finale im Kreißsaal hinarbeitete. Sie kaufte sich einen Pezziball und las etwa vierzehn Bücher zur sanften und schmerzfreien Geburt. Diese Frau wusste um die Wirkung jeglicher Ölsorten, sie befasste sich im Vorfeld mit Dammmassagen (zumindest in der Theorie), trank literweise Schwangerschaftstee und saß dann und wann etwas verlegen über dampfenden Arrangements aus Heublumen. Sie hatte sich wirklich vorbereitet. Das Einzige, was jetzt noch fehlte, war der filmreife Blasensprung, die Fahrt mit dem Liebsten in die Klinik und ein paar Presswehen, bis sie das Baby voller Mutterglück in ihre Arme schließen konnte.

Nun war es aber so, dass in keinem ihrer vierzehn Bücher etwas über ruppiges Klinikpersonal stand. Oder über Körperausscheidungen aus allen nur erdenklichen Öffnungen. Nichts von nur noch halb lebendigen Partnern in Schockstarre, von eiligen Notkaiserschnitten und Kinderintensivstationen …

Wir waren diese Frau. Vor unseren ersten Geburten. Nicht in Gänze naiv, aber in ziemlich guter Hoffnung. Wir wollten gebären, so wie es all die Frauen vor uns getan hatten. Wir wollten in den geheimnisvollen Zirkel der Mütter aufgenommen werden: Eintrittskarte Presswehe. In unseren Köpfen war diese märchenhafte Geburt eine ganz natürliche Entbindung. Sie war erträglich, empowernd und irgendwie mystisch. Wir wollten uns wie eine Göttin fühlen, stark und fruchtbar. Aber doch bitte nicht furchtbar. Nicht wie das Häufchen Elend, das wir irgendwann waren. Brüllend, kotzend, heulend.

Ganz sicher gibt es auch diese märchenhaften ersten Geburten, wo einfach alles passt. Wo alles klappt wie am Schnürchen und Träume wahr werden. Vielleicht hatten jene Frauen einfach genug gutes Karma gesammelt, wer weiß. Aber es gibt nun mal auch die unschönen Märchen, die ohne Happy End. Bei denen nicht nur der Vollmond angeheult wird, sondern alles um einen herum.

Rückblickend betrachtet beginnt dieses trügerische Märchen der ersten Geburt schon lange vor dem Blasensprung oder dem Betreten der Kreißsaals. Auch lange bevor wir akribisch jede Wehe auf einem Zettel oder in der App vermerken. Es beginnt auch nicht im eigenen Kopf, vielmehr fängt es da an, wo Geburten romantisiert werden. Wo sie als »bezaubernd« und als »Blind Dates mit der großen Liebe« beschrieben werden. Denn diese Vorstellungen haben wenig mit der gelebten Realität zu tun. Einer Realität, die weder romantische Blumenkränze noch Spitzen-BHs in der Geburtenwanne verträgt. Einer Realität, die zum Teil mehr mit Dammschnitt, Saugglocke, Kristeller-Handgriff, sekundärem Kaiserschnitt und anderen ähnlich schmerzhaften oder kühl pragmatischen Eingriffen zu tun hat.

Unter diesen Umständen ist es daher vollkommen in Ordnung, sich rund um die Geburt nicht märchenhaft, sondern ziemlich mies zu fühlen. Es ist okay, nach einer PDA zu brüllen, die man im Vorfeld möglicherweise nie haben wollte. Genauso wie es absolut nachvollziehbar ist, wenn man nach stundenlangen Wehen entweder völlig verzweifelt oder auch einfach nur erleichtert zum Kaiserschnitt in den OP-Raum gerollt wird. Jeder Geburt liegt ein Zauber inne, so war doch das Sprichwort, oder? Das heißt aber nicht, dass die Geburt an sich zauberhaft sein wird. Und das liegt nicht an uns, es ist vielmehr eine Rechnung, die sich aus sehr vielen Variablen zusammensetzt: physischen Faktoren von Mutter und Kind, Laune und Dienstplan des Personals und vieles mehr. Manchmal hat die werdende Mama einfach Glück und ihre Geburt kommt einem schönen Disney-Märchen sehr nah. Und bei anderen ist es eben eher die Grimm'sche Version. Aus welchen Gründen auch immer.

Das Einzige, was bei unseren ersten Geburten einem Märchen glich, war die Tatsache, dass sie uns in ein Tier verzauberte. Das klingt möglicherweise magischer, als es tatsächlich war, aber lies selbst.

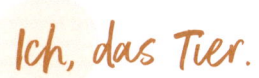 Ich, das Tier.
Metamorphose im Wehenzimmer

Die Maximen unserer Gesellschaft sind Höflichkeit, Fleiß, Pünktlichkeit und eine gute Organisation. Aber seien wir mal ehrlich: Ist die Einhaltung dieser Grundprinzipien unter den mit nichts zu vergleichenden Umständen und den starken Schmerzen während einer Geburt wirklich machbar? Die Antwortet lautet – oh Wunder: nein.

Nein, unter starken Schmerzen kann keiner höflich, zuvorkommend und freundlich sein. Wenn der Zahnarzt uns ohne Betäubung einer Wurzelbehandlung unterzieht, erwartet auch keiner von uns, dass wir uns mit ihm währenddessen noch über die Rosenrabatte in seinem Vorgarten austauschen.

Oft lesen wir, dass Wehen »gute Schmerzen« sind. Dass sie »unsere Verbündeten« sind. Verdammte Axt, unter einem Verbündeten stellten wir uns etwas anderes vor!

Wenn wir hier von Schmerzen und scheußlichen Emotionen schreiben, wollen wir damit keinesfalls all die Erstgebärenden in die Flucht jagen (wobei, so wirklich flüchten kann man ja ohnehin nicht mehr). Aber wir Frauen sollten der Wahrheit wohl ins Auge blicken: Eine Geburt ist in der Regel mit erheblichen Schmerzen verbunden. Sie ist etwas sehr Ursprüngliches und Instinktives und damit selten glamourös, aufgeräumt und sauber.

Empfindungen sind natürlich subjektiv und es mag Frauen geben, die Best Buddy mit der Wehe sind. Individuelle Symptome oder das jeweilige Schmerzlevel lassen sich nie verallgemeinern, denn – wir können es nicht oft genug sagen – unsere Geburten sind genauso individuell wie wir Frauen selbst. So ist es auch nicht überraschend, dass Mehrfachgebärende in der Regel jede einzelne Geburt komplett anders empfunden haben.

Evelyn

»Als ich in den Wehen lag, war ich ein Tier. Getriggert von Instinkten und ganz und gar nicht in der Lage, Anstand oder gar soziale Verhaltensregeln zu beherzigen. Manchmal tönte ich leise, manchmal aber aggressiv, laut und diverse Körperflüssigkeiten entleerend. Oben und unten. Das war es nun also mit dem letzten bisschen Würde. Mein Mann war nach unserer ersten Geburt definitiv traumatisiert. Er betont auch noch Jahre später, dass er mich niemals zuvor so unhöflich erlebt hatte, weder ihm noch anderen gegenüber. Ich war während der Geburt mehr wildgewordene Raubkatze als sozialverträglicher Mitmensch.

Dabei wäre ich doch so gern der gutmütige Golden-Retriever-Typ gewesen. Ich war nicht die, die sich von ihrem Mann die Schultern massieren ließ, während sie sanftmütig vor sich hin tönte.

Eigentlich brüllte ich bei allen gut gemeinten Versuchen des Trost- und Kraftspendens immer nur: ›HAND WEG!‹. Alternativ auch: ›TRINKEN! JETZT!‹ Zwischendurch tat mir der Oberfeldwebelton wirklich leid, zumindest in den zwei Millisekunden Wehenpause. Wenn ich da nicht gerade die Nierenschale befüllte oder die Hebamme um härtere Drogen anbettelte.«

Kreißsaal-Quiz

Kommt dir das bekannt vor? Wir verwandeln uns während der Geburt in ein Tier. Welches Tier warst du? Finde es heraus in unserem kleinen Quiz:

Kleines Kreißsaal-Quiz: »Welches Tier bist du?«

Der Affe
Flink, gelenkig, geschickt. Keiner hangelt sich so schnell vom Seil an die Sprossenwand über den Gebärhocker zum Pezziball wie der Kreißsaal-Affe.

Die Gazelle
Beweglich, anmutig, schnell. Die Kreißsaal-Gazelle betritt den Gebärsaal und verlässt diesen bereits nach kurzer Zeit wieder. Gebärmission erfüllt.

Der Tiger
Gefährlich, wild, laut. Der Kreißsaal-Tiger folgt immer seinem Urinstinkt. Wer sich ihm in den Weg stellt, wird verjagt. Oder gefressen.

Der Strauß
Scheu, vorsichtig, höchst aufmerksam. Bei drohender Gefahr oder Schmerz steckt der Kreißsaal-Strauß seinen Kopf in den Sand. Würde man ihn lassen, würde er im Eiltempo abhauen.

Das Faultier
Bewegungslos, unauffällig, still. Das Kreißsaal-Faultier liegt zumeist wie erstarrt auf dem Rücken, Gliedmaßen von sich gestreckt, und harrt tapfer der Dinge, die da kommen mögen.

Die Fliege
Ruhelos, nervös, summend. Die Kreißsaalfliege fliegt rastlos vom Aroma-Tuch über das Kirschkernkissen zu den Globuli. Und wieder von vorn.

Dieses Animalische fühlt sich für die meisten Frauen nicht gut an, dabei ist ein solches Verhalten in den Wehen einfach nur normal und nachvollziehbar. Schließlich pressen wir da gerade einen Menschen aus uns heraus. Das tut weh. Wir brüllen, wir wollen Körperkontakt oder wir wollen eben keinen. Klingt völlig plausibel. Wenn wir aber selbst diese brüllende, während der Wehen vielleicht auch aggressive Frau sind, dann fühlt sich das nachhaltig seltsam an. Mit nachhaltig meinen wir: Es fühlt sich immer noch verdammt seltsam an, wenn das Baby bereits längst da ist und friedlich schlafend im Stubenwagen liegt. Wenn alle sagen: »Ach, hak das doch jetzt ab. Hauptsache, dein Kind ist gesund und bei dir.«

Wir waren die, die es nicht abhaken konnten. Die sich auch im Nachhinein noch für so manches gesprochene, gejammerte oder gebrüllte Wort schämten. Gründe, sich zu schämen, gab es ja genug. Die fehlende Contenance, den Kontrollverlust und dann auch noch das devote Entschuldigen genau dieser Tatsachen. Diese Scham von damals ärgert uns und unser heutiges Mama-Ich sehr, um nicht zu sagen: tierisch. Weil es Selbstsabotage war.

Was viel wichtiger ist als all das professionelle Veratmen, das Pressen und das Schieben: Wir gebärenden Frauen sollten uns nicht auf die fehlenden Manieren konzentrieren, sondern einzig und allein auf das *Loslassen* eben dieser. Und genauso sollten wir auch mit dem schlechten Gewissen verfahren, mit dem Bild der perfekten Gebärenden, mit unserem Verstand, mit Körperflüssigkeiten jeglicher Art und schlussendlich auch mit unserem Baby. Let it go!

Kaiserschnitt.
Der Name für persönliches Versagen?

Offen gestanden machten wir während unserer Geburten mehrere Metamorphosen durch und waren am Ende wirklich jedes einzelne dieser Tiere. Aber egal, ob Affe, Gazelle oder Faultier, zum Zeitpunkt der Wehen gingen wir immer noch davon aus, dass dies irgendwie gut enden würde. So wirklich gut fühlte sich das, was dann folgte, jedoch nicht immer an.

Evelyn

»Ein Kaiserschnitt also. Ich fühlte mich jedoch meilenweit entfernt von ›kaiserlich‹, als ich nach der Vollnarkose die Augen öffnete. Niemand war da. Keine Pflegekraft, kein Partner. Kein Baby! Ich fasste mir an den Bauch. Er war leer. Und mein Kopf irgendwie auch. Was war passiert? Wieso lag ich hier? Und wo zur Hölle war meine Tochter? Ich weiß nicht, ob ich noch mal weggedöst bin, aber irgendwann rollte mein Mann ein Babybettchen ins Aufwachzimmer. Da lag sie drinnen, dieses kleine, rosarote Bündel, in Tücher gewickelt und mit geschlossenen Augen. Er legte mir die Kleine auf die Brust und ich hatte keine Ahnung, was ich jetzt machen sollte. Ich hatte mir das mit der ersten Begegnung so anders vorgestellt. Glitschiger und lauter. Und intensiver irgendwie. Es fühlte sich falsch an, das eigene Baby erst Stunden nach der Geburt und komplett angezogen zu sehen. Und die Schuld dafür suchte ich bei mir.

Aber beginnen wir von vorn. Nach stundenlang andauernden Wehen, einer PDA und einem Geburtsstillstand standen plötzlich vier Ärzte um mein wimmerndes Ich herum und sagten mir, dass es nun Zeit für einen

Kaiserschnitt wäre. Ich nickte bloß, in der Hoffnung, dass bald alles vorbei sein würde. So wurde ich auf ein Bett gehievt und irgendwohin gerollt. Ich wurde an den Tropf gehängt und einjodiert, Schläuche wurden verlegt und die Plane gespannt. ›Wo ist mein Mann?‹, fragte ich, doch das Personal war zu beschäftigt und hatte einfach keine Zeit für mich. Ich spürte die Hektik der Ärzte und alles schien wie in einem Film abzulaufen. Professionell und geschäftig.

Als der Arzt zum Schnitt ansetzte, schrie ich auf. Denn ich spürte, was er gerade tat. Das sollte doch nicht so sein, oder? Der Arzt schaute hinter der Plane hervor, sah mich an und sagte: ›Sie müssen jetzt einschlafen!‹ Von oben senkte sich eine Maske auf meinen Mund und meine Nase. Mein Mann war immer noch nicht neben mir.

Als ich irgendwann später die Augen öffnete, zwitscherten draußen die Vögel. Die Sonne stand schon hoch am Himmel, ich muss stundenlang weg gewesen sein. Stunden, die ich nicht bei meiner Tochter verbracht hatte. Wie konnte ich nur, ich neugeborene Rabenmutter!

Hatte ich versagt? Ich fühlte mich nicht euphorisch und kraftvoll, wie ich es von anderen Müttern gehört hatte. Ich fühlte mich verletzt, traurig und enttäuscht. Wieso habe ich es nicht geschafft? Was stimmte nicht mit mir? Es musste an mir gelegen haben! Vielleicht war es mein Becken? Oder meine mangelnde Ausdauer? Was habe ich falsch gemacht?

Die Fragen, die ich mir damals stellte, waren nur eines: reine Selbstsabotage. Denn ich hatte das getan, was ich in jeder anderen Situation auch getan hätte, nämlich auf den Rat der Ärzte zu hören. Ich habe nicht versagt, mein Kind und ich haben überlebt. Doch wieso fühlte sich dieser Kaiserschnitt nicht wie eine ›echte Geburt‹ an? Sondern nur wie eine schlechte Performance? Eine Teilnehmerurkunde bei den Bundesjugendspielen, während die anderen den Kreißsaal mit der Ehrenurkunde verließen?

Nach meinem Kaiserschnitt bemitleideten mich einige Menschen. Weil ich die Erfahrung einer ›normalen Geburt‹ verpasst hätte. Und den ersten Schrei. Doch auch wenn das Fehlen dieser ersten Momente mit meiner

Tochter noch heute so sehr schmerzt, so kann ich doch behaupten, dass auch meine Erfahrung eine echte Geburtserfahrung war. Nur eben ohne die letzten Presswehen.

Das Bild, das die breite Masse von einem Kaiserschnitt hat, trägt den Titel ›Der leichte Weg‹. Und dieses Bild führt dazu, dass sich Frauen tatsächlich dafür schämen, wenn es zu einer Sectio kam. Es ist Irrsinn zu glauben, es gäbe einen Maßstab dafür, wie viel Schmerz eine Frau bei der Geburt aushalten müsse, damit es eine ›echte Erfahrung‹ sei – und bitte bloß keine ›leichte‹. Meine Erfahrung war echt, trotz (oder wegen) meines Kaiserschnitts. Viele betroffene Frauen haben das Gefühl, dass ihnen der Kaiserschnitt wie ein Unfall zustößt, bei dem all die geübte Selbstbestimmtheit Fahrerflucht begeht. Sie hatten sich schließlich auf etwas anderes vorbereitet. Auf eine Wassergeburt vielleicht oder eine Geburt ohne Schmerzmittel. Definitiv aber nicht auf eine OP. Besonders ausgeliefert fühlen sich in der Regel die Frauen, die eine sekundäre Sectio hatten, also einen Kaiserschnitt nach natürlichem Wehenbeginn oder auch einen Notkaiserschnitt unter Vollnarkose.

Erst viel später habe ich einen Begriff für den Kaiserschnitt gehört, mit dem ich mich anfreunden konnte und der mich und das Erlebte ein Stück weit versöhnte: die Bauchgeburt.

Und es dauerte auch seine Zeit, bis diese ganzen hässlichen Versagensgefühle verblasst waren. Bis ich gemerkt habe, dass auch meine Geburt völlig ›normal‹ war. Normal für mich eben. Mein Kaiserschnitt, meine Bauchgeburt, gehört zu mir wie meine Narbe am Bauch. Und es ist vollkommen in Ordnung, die Gefühle zuzulassen, und zwar die gesamte Bandbreite an Gefühlen! Enttäuschung, Wut, Frustration, Erleichterung und Glück. Ich trug meine Tochter vierzig Wochen unter meinem Herzen, auf der Zielgeraden bekamen wir Unterstützung und ich weigere mich, mich weiterhin dafür zu schämen oder mich schuldig zu fühlen. Eine Geburt ist immer mit Anstrengung verbunden, mit Schweiß, Blut, Tränen und Arbeit. Wettbewerbsgedanken, Versagensängste und Schamgefühle haben im Kreißsaal und in der Wöchnerinnenstation nichts verloren. Denn am Ende des

Tages zählt nicht unsere ›Leistung‹, ob die Geburt vaginal oder per Sectio erfolgte, ob sie in der Wanne oder in den eigenen vier Wänden stattfand, sondern einzig und allein unsere Gesundheit und die unseres Babys. Physisch wie auch psychisch. Nicht immer ist es mutig, sich für eine Spontangeburt zu entscheiden, manchmal wäre es vielleicht sogar fahrlässig.

Meine zweite Geburt, rund zwei Jahre und viele Kopfkinovorstellungen später, war ein geplanter Kaiserschnitt. Kein einziges Mal habe ich gedacht, dass diese Bauchgeburt nicht ›echt‹ sei, nicht absolut in Ordnung, so wie sie war. Denn im Grunde liegt es an uns, ob wir uns dafür entscheiden, Selbstsabotage zu betreiben, oder ob wir uns dafür feiern, dass wir einen (gar nicht mal so) klitzekleinen Menschen auf die Welt befördert haben. Egal, ob mit Presswehen oder nicht. Vollkommen egal.«

Die Kaiserschnittrate in Deutschland ist in den vergangenen drei Jahrzehnten stark angestiegen. Gemäß Statistischem Bundesamt lag der Anteil an Kaiserschnittentbindungen 1991 bei 15,3 Prozent, im Jahr 2018 waren es bereits fast doppelt so viele.[8] Die Sectio ist dabei auch weltweit die am häufigsten durchgeführte Operation bei Frauen.[9] Umso erstaunlicher ist es, dass erst im Jahr 2020 unter der Federführung der Deutschen Gesellschaft für Gynäkologie und Geburtshilfe e.V. (DGGG) eine evidenzbasierte Leitlinie zu diesem Thema veröffentlicht wurde![10]

Richtig gelesen, in der zweiten Dekade des 21. Jahrhunderts.

Diese neue Leitlinie richtet sich an Schwangere, bei denen eine medizinische Indikation zu einer Sectio vorliegt oder die aus persönlichen Gründen überlegen, per Kaiserschnitt zu entbinden, sowie auch an alle damit verbundenen Berufsstände wie Gynäkologen, Hebammen und Kinderärzte.

Leitlinien geben nach dem aktuellen Stand der Wissenschaft Empfehlungen zu klinischen Fragestellungen und zur Diagnose und Behandlung von Erkrankungen. Es wird zwischen sogenannten S1-, S2- und S3-Leitlinien unterschieden, wobei die methodische Qualität einer S3-Leitlinie am höchsten ist. Nur sie durchläuft alle Elemente einer systematischen Entwicklung (von der Analyse der vorhandenen wissenschaftlichen Evidenz bis zur strukturierten Konsensfindung eines repräsentativen Gremiums). Damit soll allen Beteiligten die Möglichkeit gegeben werden, sich auf der Basis des aktuellen Wissens für das ideale Vorgehen im individuellen Fall zu entscheiden. S3-Leitlinien existieren für zahlreiche ernsthafte Krankheiten, wie beispielsweise Schlaganfall und Krebs. Es gibt sie aber auch für Symptome wie »Müdigkeit« oder »Brennen beim Wasserlassen«.[11]

Für die weltweit häufigste Operation bei Frauen (!) wurden jedoch erst Mitte 2020 Handlungsempfehlungen gemäß S3-Standard veröffentlicht. Jeder Mediziner war bisher also irgendwie sein eigener Experte oder hielt sich schlichtweg an die Vorgaben der jeweiligen Klinik. Das macht uns ein wenig sprachlos – was wirklich selten vorkommt.

Noch sprachloser macht uns im Übrigen die Tatsache, dass es auch für die »vaginale Geburt am Termin«, also die Geburt, die vermutlich von den meisten Frauen zu Beginn der Schwangerschaft angestrebt wird, erst seit Ende Januar 2021 eine derart evidenzbasierte Leitlinie gibt. Hierzu findest du im Anhang noch detaillierte Informationen.

Hier noch ein paar Zahlen und Fakten zum Kaiserschnitt:

- Beinahe jedes dritte Kind kommt heute in Deutschland per Kaiserschnitt auf die Welt (30,2 Prozent). In Österreich sind es 29,3 Prozent und in der Schweiz 31,9 Prozent.[12]
- Die Türkei hat mit 53,1 Prozent die höchste Kaiserschnittrate weltweit, in Europa führen Polen (39,3 Prozent), Ungarn (37,3 Prozent) und Italien (33,8 Prozent). Die niedrigste Anzahl an Sectiones haben in Europa die Niederlande (16,2 Prozent).[13]

- Der Spruch »Einmal Kaiserschnitt, immer Kaiserschnitt« hält sich hartnäckig, stimmt aber nicht. Meist wird der Versuch einer Spontangeburt nach einer Sectio sogar empfohlen.
- Und nein, nicht jedes Kaiserschnitt-Baby verbringt sein späteres Leben zu 80 Prozent in psychotherapeutischen Praxen, hat eine Flatrate beim Osteopathen und ist – wir lehnen uns ziemlich weit aus dem Fenster – kognitiv sowie emotional irgendwie unnormal.
- Menschen, die deine Kaiserschnitt-Geburt als den »leichteren Weg« betiteln, darfst du gern dazu verpflichten, bis zum achtzehnten Lebensjahr deines Kindes jeden Elternabend zu besuchen, jeden Kuchen für Oster-, Weihnachts- und Schießmichtotbasare zu backen sowie alle Kindergeburtstage zu organisieren und durchzuführen.

Offener Brief an mich selbst.
Und an alle anderen Kaiserschnitt-Mamas

Hey du.
Ja du, die das fröhliche Kind in ihren Armen hält. Kannst du dich noch an den Tag erinnern, an dem es zur Welt kam? Ja? Das dachte ich mir.
Dein Geburtsweg war ein anderer. Einer, der vor knapp hundertfünfzig Jahren unmöglich gewesen wäre. Das kleine, glucksende Wesen in deinen Armen ist dank einer Sectio bei dir. Ein Schnitt, der dein Leben verändert und das seine hat beginnen lassen.
Du wirst auf Menschen treffen, die dir durch die Blume zu verstehen geben, du hättest keine »richtige« Geburt erlebt.

Du weißt aber, dass eine Geburt nicht bedeutet, Presswehen zu haben, sondern dass sie nur ein Mittel zum Zweck ist, um dein Kind endlich kennenzulernen. Auch du hattest Schmerzen. Auch du hast gelitten, gebangt und geweint. Und die feine, rote Narbe an der Unterseite deines Bauches wird dich dein Lebtag daran erinnern, was für eine tapfere und mutige Kämpferin du bist.

Vielleicht wirst du mitunter selbst an dir zweifeln – aber keine Sorge, das tun alle Mütter. Egal, wie sie ihr Kind auf diese Welt gebracht haben. Das garantiere ich dir. Egal, wie deine Geburtsgeschichte war und warum es zum Kaiserschnitt kam, es ist und bleibt deine Geburt. Deine persönliche Geschichte. Und die deines Kindes.

Schau dir das kleine Wesen doch mal genauer an: Ist es wirklich wichtig, wie es zu dir auf die Welt kam? Oder ist es einfach nur schön, dass es da ist? Eben. Das dachte ich mir.

Sei stolz auf dich und deine Narbe. Egal, ob der Kaiserschnitt im Vorfeld bewusst von dir geplant war. Egal, ob es ein Notkaiserschnitt war oder eine Sectio, für die man sich irgendwann während des Geburtsprozesses entschieden hat. Ob du selbst oder die Ärzte, völlig egal.

Noch ein wichtiges Puzzlestück in diesem Mosaik der Gefühle möchte ich dir mitgeben. Pass gut darauf auf und trage es immer bei dir, denn es ist das alles entscheidende Teil. Das Stück, das dein Lebensbild vervollständigt und das dir niemand nehmen kann.

Wenn dich all die Erinnerungen noch schmerzen, wenn du immer wieder grübelst und ständig versuchst, die Schuldfrage zu klären, wenn du Probleme hast, deine Gefühle (auch zu deinem Kind) zu sortieren, weil dir einfach ein paar wichtige Stunden fehlen – wenn eins davon oder auch alles der Fall ist, dann sei dir einer Sache aus tiefstem Herzen bewusst: Dies sind keine Eigenschaften einer »schlechten« Mutter oder einer, die nicht gut genug für ihr Baby ist, ganz im Gegenteil. All dies zeigt nur, was für eine wundervolle, liebevolle und mutige Mama du bist.

Vertrau auf deine Stärke, du machst das großartig!

Von »richtigen« Geburten.
Und »falschen« Gefühlen

Eine Sectio ist kein »leichter Weg«, sondern lediglich *ein* Weg, um zu einem erwünschten Ergebnis zu kommen: gesunde Mutter und gesundes Baby. Dennoch bleiben viele Frauen nach einem ungeplanten Kaiserschnitt ratlos zurück. Wir haben mit der Gynäkologin und Zweifachmama Dr. Anja Bräuker aus München über Krankenhausstandards, Frustrationen und »richtige« Geburten gesprochen.

Frau Dr. Bräuker, beobachten Sie bei Ihren Patientinnen, die einen Kaiserschnitt hatten, Schuld- oder Schamgefühle?

Diese Schuldgefühle sind natürlich auch eine Charakterfrage, aber ja, ich erlebe das häufig. Am schlimmsten empfinden die Frauen es in der Regel, wenn sie bereits eine lange Geburt hinter sich haben, über ihre Grenzen hinausgewachsen sind und es dann auf der Zielgeraden doch ein Kaiserschnitt wurde. Das frustriert sehr viele Frauen und sie suchen die Schuld bei sich. Obwohl das, was sie geleistet haben, ja immens war! Ungeachtet dessen, wo das Kind am Ende rauskam.

Was sollten diese Frauen wissen?

Auch eine sekundäre Sectio sollte man nicht verteufeln. Wenn es dem Kaiserschnitt zu verdanken ist, dass es der Mutter und dem Kind gut geht, dann war es immer die richtige Entscheidung! Im Übrigen läuft während der Schwangerschaft und der Geburt fast nie alles komplett glatt. Es gibt in diesem Sinne keine normale Geburt – Geburten sind so individuell, wie die Frauen, die sie durchleben.

Heute gibt es erwiesenermaßen mehr medizinische Interventionen als noch vor einigen Jahren. Wie erklären Sie sich diese Gegebenheit?

Krankenhäuser unterliegen heute mehr rigiden Standards und gewisse Prozesse müssen genau befolgt werden. Zum Beispiel bei einer Einleitung: Die Schwangere ist über dem errechneten Termin und obwohl es der Frau und dem Kind gut geht, muss ab Tag X eingeleitet werden. Weil es so in der jeweiligen Leitlinie der Klinik vermerkt ist. Die Individualität, die jeder Schwangerschaft zugrunde liegt, und auch die Erfahrung sowie das Gefühl der Geburtshelferin gehen da oft verloren. Das ist sehr schade!

Was wäre Ihrer Meinung nach notwendig, um das Geburtserlebnis für Frauen nachhaltig zu verbessern?

Nach der Geburt wäre eine emotionale Nachsorge für viele Frauen sehr wichtig. Möglicherweise war es für das Personal sogar eine unauffällige Spontangeburt, aber die Kommunikation zwischen Gebärender und Hebamme war vielleicht nicht optimal, sodass die Mama sich dennoch mit Schuldgefühlen quält. Oder aber es war ein ungeplanter Kaiserschnitt, der wunderbar verheilte, aber große seelische Verletzungen hinterlassen hat. Die Betreuung nach der Entbindung ist bei uns allerdings fast ausschließlich auf die Wundheilung der Körper reduziert. Dabei wäre es vermutlich für die Frau von großer Bedeutung, wenn sich das Personal nach der Geburt kurz Zeit für sie nähme, um die Entbindung zu besprechen, Antworten zu geben und zu fragen: »Wie geht es Ihnen?«

Wieso wird das nicht gemacht?

Es ist nicht vorgesehen und auch nicht in den Köpfen drin. Die Betreuung, die stattfinden muss, findet statt, aber für alles, was darüber hinausgeht, ist weder Zeit noch Geld da. Dennoch bin ich der Überzeugung, dass es für die meisten Geburten sehr hilfreich wäre, wenn man im Anschluss ein kurzes Gespräch führen würde, um alles noch mal zu beleuchten. Ich muss da auch an mich selbst als junge Assistenzärztin denken. Damals hatte ich noch keine Kinder und konnte mich – im Nachhinein betrachtet – einfach noch nicht so richtig in die werdenden Mütter einfühlen.

Was würden Sie jemandem mit auf den Weg geben, der sagt, ein Kaiserschnitt sei keine »richtige« Geburt?

Dass es kein Falsch und kein Richtig gibt. Und es gibt auch niemanden, der sich anmaßen kann, so etwas zu bewerten. Das ist einfach vermessen.

I had a dream.
Meine ganz normale Traum(a)geburt

Es gibt also kein Richtig und kein Falsch. Und es gibt auch kein Normal oder Unnormal. Dennoch wird die vaginale Spontangeburt als die »normale« Geburt betitelt. Kein Wunder, dass sich Frauen, die einen Kaiserschnitt hatten, als unnormal fühlen. Und spontan Gebärende, die nicht glücklich mit ihrer Geburt sind, als undankbar. Dass auch eine unauffällige Spontangeburt ein Gefühlschaos und große Verletzungen hinterlassen kann, das haben wir selbst erlebt. Spontan ist dann manchmal das neue Schrecklich.

Noch ein paar Eckdaten:

- Ob deine Geburt schwierig oder belastend war, bestimmt weder der Arzt noch die Hebamme und auch nicht die Drama-Diana aus dem Rückbildungskurs mit ihren Sensationsgeschichten. Allein *du* entscheidest das.
- Der Duden kennt das Wort »Spontangeburt« nicht. Möglicherweise war Konrad Duden schon im 19. Jahrhundert bewusst, dass eine vaginale Geburt alles ist, außer spontan.
- Wenn dir jemand sagt: »Sei froh! Nach deiner Spontangeburt hast du wenigstens keine Schmerzen mehr«, dann bitte diese Person, sich mehrmals täglich spärlich bekleidet mit voller Wucht auf mehrere sehr harte, sehr eckige Legosteine zu setzen.
- Die Weltgesundheitsorganisation (WHO) empfiehlt, die Geburt ohne medizinisch triftigen Grund weder künstlich einzuleiten noch zu beschleunigen, also auch keinen Wehentropf zu nutzen.

- Heute wird uns Frauen kurz nach der Aufnahme in der Klinik schon fast selbstverständlich ein Zugang gelegt. Dies geschieht rein vorsorglich, also ohne, dass es medizinisch notwendig wäre. Vorteile hierfür sind nicht erwiesen. Sehr wohl aber der große Nachteil, dass Geburtshelfer laut einer Studie damit häufiger und schneller intravenös Medikamente verabreichen. Dies führt oft zu weiteren Problemen oder Interventionen.[14]
- Gut zu wissen: Die Klinik benötigt immer eine Hauptdiagnose, um an die Vergütung für ihre Patienten zu kommen. Je mehr Nebendiagnosen bestehen, je »komplizierter« die Geburt also ist, desto höher ist die Vergütung. Kliniken müssen leider wirtschaftlich handeln. Behalte dies immer im Gedächtnis.

Annika

»Achtunddreißig Wochen war ich schwanger. Bis auf die anfängliche Übelkeit und Weinkrämpfe bei der Merci-Werbung ging es mir wirklich gut. Alle Werte meines Babys waren hervorragend und ich war guter Dinge. So verstrich das letzte Trimester und ich erwartete mit einer Mischung aus Spannung und Vorfreude die Geburt meines ersten Kindes. Ein Kaiserschnitt kam mir nicht in den Sinn und auch Schmerzmittel wollte ich so gut es ging umgehen. Ich wollte tapfer sein und es mir und allen anderen beweisen. Es sollte einfach eine schöne, vollkommen natürliche Geburt werden. Das würde ich schon schaffen.

Bei einer Routineuntersuchung zwei Wochen vor dem errechneten Termin hieß es dann allerdings, dass ich zu wenig Fruchtwasser hätte und das CTG auffällig wäre. Die Gynäkologin überwies mich zur Abklärung in die Geburtsklinik, nur zur Sicherheit. Dort wurde geschallt, ein CTG geschrieben und nochmals geschallt. Bedauerlicherweise auch dort dasselbe Ergebnis wie bei der Ärztin meines Vertrauens: Es schien langsam anstrengend für den kleinen Wurm zu werden. Nach kurzer Beratung im Ärzteteam hieß es, ich sollte doch bitte morgen früh um acht Uhr zur Einleitung erscheinen. Das Baby sei reif, die Versorgung aber mittlerweile nicht mehr optimal. Als erstgebärende Mama hörte ich zu, nickte gehorsam und ging abends mit meinem Mann zum Italiener ums Eck, um den letzten Abend in Zweisamkeit zu zelebrieren. Es fühlte sich an wie die Ruhe vor dem Sturm. Mit Pizza Hawaii und großem Spezi einem neuen ungewissen Leben entgegen.

Ziemlich aufgeregt, aber noch immer zuversichtlich starteten wir am folgenden Morgen in die Klinik. Punkt acht Uhr ging es los mit der ersten Einleitungsdosis. Gegen vierzehn Uhr verabreichten sie mir das zweite Mal das Gel am Muttermund, weil hier so rein gar nichts wehte außer meinem Haar vom Schnarchen meines Mannes neben mir. Dieses Mal zeigte die Einleitung Wirkung. Kurz nach fünfzehn Uhr verlor ich neben der Pizza Hawaii auch die Kontrolle über meinen Körper. Und damit auch das letzte Fünkchen Zuversicht, hier irgendwie noch heil herauszukommen. Ein Wehensturm jagte den nächsten. Die kaum wahrnehmbaren Pausen verbrachte ich über der Nierenschale.

Nach circa acht Stunden Wehen ohne nennenswerte Pause legten sie mir endlich die erlösende PDA. Die, die mein früheres Ich ursprünglich nicht wollte, aber ohne die definitiv nichts mehr ging. Dennoch zog sich die Geburt. Mehrmals wurde meiner noch ungeborenen Tochter Blut aus dem Köpfchen entnommen, um die Sauerstoffsättigung zu checken. Angespannte Gesichter um mich herum. ›Das muss jetzt vorangehen‹, hörte ich den Arzt zur Hebamme sagen, sein Blick auf das CTG gerichtet. Mit der Ankündigung, von außen etwas mitzuschieben, warf er sich im neongrellen Kreißsaal auf meinen Bauch. Er drückte und schob. Ich dagegen hatte das Gefühl, mit aller Kraft meinen Bauch gegen diesen Eingriff schützen zu müssen.

Kurze Zeit später war meine Tochter dann da. Kein Schrei, nur ein Röcheln. Die hochdosierte und damit höchsteffiziente Einleitung schien auch bei meinem Kind Spuren hinterlassen zu haben. Meine Tochter war sehr kraftlos, daher legte man sie mir nicht auf den Bauch, sondern brachte sie zur Sicherheit auf die Neonatologie in einem anderen Gebäudekomplex.

Am Ende war es also tatsächlich eine natürliche Geburt. Mensch, da hatte ich aber wirklich Glück gehabt. Gerade noch mal an einem Kaiserschnitt vorbeigeschrammt. Glück, das ich allerdings nicht im Entferntesten empfand.

Ich hatte eine ›Spontangeburt unter Periduralanästhesie ohne nennenswerte Geburtsverletzungen‹. Das sagten die Ärzte. Ich sage: Ich hatte den furchtbarsten Tag meines Lebens und fühlte mich innerlich wie eine Schwerverletzte. Die Geburt war eine Naturgewalt von Anfang bis Ende. Von der Einleitung bis zum Finale. Am Ende klopften sich die Ärzte auf die Schultern. Sie hatten es doch noch geschafft, mich vaginal zu entbinden. Trotz widriger Umstände. Und das Baby wurde auf der Neonatologie jetzt optimal versorgt, nur als Vorsichtsmaßnahme. In bester Laune verschwanden sie aus dem Kreißsaal und aus meinem Leben. Mission completed.

Ich blieb zurück. Ich erlaubte mir nicht zu jammern, denn es war ja jetzt alles vorbei. Es war doch noch mal alles gut gegangen, Mutter und Baby gesund. Nach kurzer Zeit unter Beobachtung auf der Intensivstation durfte mein Kind zu mir. Wenn das Baby da ist, ist doch sowieso jeglicher Schmerz vergessen. Heißt es.«

Offener Brief an mich selbst.
Und an alle Spontangebärenden

Hey du.
Ja du, die das fröhliche Kind in ihren Armen hält. Kannst du dich noch an den Tag erinnern, an dem es zur Welt kam? Ja? Das dachte ich mir.
Du hast dein Baby auf natürliche Art und Weise auf die Welt gebracht. So wie das schon Milliarden Frauen vor dir taten. Ein völlig natürlicher und normaler Vorgang. Und hey, du hattest ja sogar noch eine PDA. Früher hatten die Frauen diesen Luxus nicht, wenn sie ihr Baby während ihrer Arbeit auf dem Feld mit Leichtigkeit - so wurde es überliefert - geboren haben. Du kannst also froh und dankbar sein, dass du es bequemer hattest. Sei von Herzen glücklich, denn dein Baby ist gesund. Ach ja, du natürlich auch und außerdem sogar noch körperlich unversehrt. Denn du hattest ja keinen Kaiserschnitt.
Du bist gar nicht glücklich? Und auch nicht fit? Dann lass dir eins gesagt sein: Ich fühle mit dir. Du hast dir die Geburt so anders vorgestellt? Und fragst dich im Nachhinein, ob ein Kaiserschnitt nicht vielleicht sogar die bessere Alternative gewesen wäre, um dir das letzte bisschen Würde zu bewahren? Du wolltest friedlich gebären und hattest doch zu keiner Zeit den Frieden, den du dir erhofft hattest? Du bist so stark in diese Geburt hereingegangen und kamst doch wie ein geschundener Hund wieder heraus? Du hast noch die Wortfetzen des Personals im Ohr, in denen sie über dich sprachen, obwohl du neben ihnen lagst, alle Sinne weit geöffnet wie noch nie zuvor in deinem Leben?

Wenn du dich hier wiederfindest, dann lass dir eines gesagt sein: Du hast ein Recht auf all diese unordentlichen und erdrückenden Gefühle. Auch ohne einen Schnitt im Bauch darfst du nach der Entbindung Schmerzen haben und dir zu jeder Zeit Hilfe bei der Versorgung deines Kindes holen.
Es ist völlig in Ordnung, die Notwendigkeit einer PDA zu betrauern, obwohl sie in dem Moment so wichtig für dich war. Weil du einfach wolltest, dass diese Qual aufhört. Du hattest es dir anders vorgestellt. Diese Erkenntnis schmerzt so sehr.
Du darfst auch ungeniert sauer sein, wenn dir in den Wehen Schmerzmittel verwehrt wurden. Oder sogar darüber gespottet wurde, weil das Kinderkriegen eben wehtäte.
Alles, was nicht so lief, wie du es wolltest, darfst du schmerzlich bedauern. Du darfst unglücklich sein, auch wenn die Menschen um dich herum doch alles dafür taten, dass du eine »natürliche« Geburt haben konntest. Und dein Baby nun friedlich glucksend neben dir liegt.
Wie viele Wunden eine Geburt hinterlässt, ist immer subjektiv. Eine von außen betrachtet völlig unauffällige Geburt kann dich in tiefe Gefühlstäler stürzen.
Es ist deine Geburt und es sind deine Gefühle!
Und es ist völlig in Ordnung, die Geburt als ein schlimmes Ereignis erlebt zu haben. Das hat rein gar nichts mit dir als Mama zu tun. Weine, trauere, aber verteile das Salz deiner Tränen nicht in deinen eigenen Wunden. Reinige sie, verdecke sie nicht mit einem Pflaster. Lass sie offen heilen und mach sie zu einem Teil deiner, eurer Geschichte.
Noch ein wichtiges Puzzlestück in diesem Mosaik der Gefühle möchte ich dir mitgeben. Pass gut darauf auf und trage es immer bei dir, denn es ist das alles entscheidende Teil.

Das Stück, das dein Lebensbild vervollständigt und das dir niemand nehmen kann.

Wenn dich all die Erinnerungen noch schmerzen, wenn du immer wieder grübelst und ständig versuchst, die Schuldfrage zu klären, wenn du Probleme hast, deine Gefühle (auch zu deinem Kind) zu sortieren, dann sei dir einer Sache aus tiefstem Herzen bewusst: Dies sind keine Eigenschaften einer »schlechten« Mutter oder einer, die nicht gut genug für ihr Baby ist, ganz im Gegenteil! All dies zeigt nur, was für eine wundervolle, liebevolle und mutige Mama du bist.

Vertrau auf deine Stärke, du machst das großartig!

Muttermund tut Wahrheit kund: Die Geburt

Min: »Die Geburt meines Kindes war vor allem eins: furchtbar. Wir hatten eine Hebamme für gefühlt zwanzig gebärende Frauen.«

Steffi: »Ich verbinde mit der Geburt meines Kindes eher keine schönen Erinnerungen. Ich hätte mich mehr trauen sollen. Zum Beispiel zu sagen, dass ich lieber allein sein möchte.«

Brigitte: »Ich wurde ruppig behandelt und durfte nur liegen, irgendwann kam es zum Geburtsstillstand. Nach dem dritten Hebammen-Schichtwechsel wurde ich zu einem Kaiserschnitt überredet. Irgendwie kommt da die Vermutung auf, dass vielleicht ein vierter Schichtwechsel nicht drin war. Zurück blieb das dumpfe Gefühl einer ›unvollständigen‹ Geburt.«

Silvia: »Während der Geburt war ich verzweifelt, weil meine ganze Vorbereitung verschwunden war. Die Schmerzen waren einfach zu krass, ich konnte mich an nichts mehr erinnern.«

Carina: »Ich wurde zunächst eingeleitet und dann ging alles furchtbar schnell und ich hatte heftigste Wehen. Ich hätte da mehr Begleitung gebraucht und war ziemlich auf mich allein gestellt.«

Michi: »Die Geburt ging sehr schnell, die Ärzte und Hebammen waren toll. Als das Baby da war, wurde es mir sofort weggerissen. Es war so traumatisch und kommt auch jetzt wieder vermehrt hoch.«

Helene: »Ich war während der Geburt gut aufgehoben … Meine Erinnerungen daran sind nicht belastend, aber auch nicht schön.«

Raffaela: »Im Vorbereitungskurs wurde uns zu verstehen gegeben, dass ein positives Mindset viel bewegen kann, dass man sich durch die Geburt ›tanzen‹ und dann ›tönen‹ kann. Darauf habe ich so vertraut. Ich war dann während der Geburt so frustriert, als es nicht funktioniert hat … Und ich würde mir beim nächsten Mal eine Hebamme aussuchen, die immer dabeibleibt.«

Sarah: »Was ich über meine Geburt denke? Ich war sehr allein, hatte Angst und Panik und den Eindruck, dass niemand mich versteht.«

Schütze dich!
Gewalt im Kreißsaal hat viele Facetten

In den vorangegangenen Kapiteln berichteten wir über unsere ersten Geburten. Über geplatzte Träume und den bitteren Nachgeschmack, den diese Stunden im Kreißsaal hinterließen. Dabei war es nicht entscheidend, ob wir einen ungeplanten Kaiserschnitt oder eine – objektiv betrachtet – unauffällige Spontangeburt hatten. Jede Geburt ist ein einschneidendes Erlebnis und der Grat zwischen Traum und Trauma ist manchmal verdammt schmal.

Es ist egal, wie dein Baby auf diese Welt kam und wie unauffällig die Entbindung möglicherweise für das Personal oder deinen Partner gewesen zu sein schien. Manchmal entpuppt sich eine unaufgeregte Geburt sogar erst im Nachhinein als ein traumatisierendes Erlebnis. Wir werden uns dessen allerdings erst bewusst, wenn wir es schaffen, unsere Sprachlosigkeit zu überwinden. Wenn wir beginnen, davon zu erzählen. Das ist dann oft auch der Moment, in dem wir merken, dass irgendetwas nicht richtig lief. Und dass dies verdammt nochmal nicht an uns lag.

Begegnung mit einem der letzten großen Tabus in unserer Gesellschaft

Es ist schon bizarr: Im Alltag sprechen wir über alles, über eingewachsene Haare, Blähungen und Angststörungen. Über Gewalt im Kreißsaal sprechen wir nicht. Es ist eines der letzten großen Tabus in Deutschland und auch in vielen anderen westlichen Ländern.[15] Doch warum sprechen wir nicht oder immer noch viel zu wenig über dieses so wichtige Thema? Gewalt während der Geburt. Wir können uns nicht erinnern, diese Worte jemals von einer befreundeten Mutter gehört zu haben. Wir lauschten vielleicht Berichten über schlecht gelauntes Personal. Über häufige, schmerzhafte Untersuchungen. Über blöde und verletzende Kommentare. Darüber, dass Gebärende und Kindsvater lange Zeit alleingelassen oder nicht ernst genommen wurden. Aber Erzählungen über »Gewalt während der Geburt«? Das hörten wir nie.

Vermutlich ist vielen von uns gar nicht bewusst, dass uns überhaupt Gewalt widerfahren ist. Weil wir das, was uns angetan wurde, als normal empfinden, auch wenn unser Herz verzweifelt dagegen anschreit. Weil wir uns schuldig fühlen für unseren Geburtsverlauf, auch wenn in uns drin eigentlich die Wut auf die anderen tobt. Genau so erging es uns bei unseren ersten Geburten – in Bezug auf Erlebnisse im Kreißsaal oder danach auf der Wöchnerinnenstation. Zurück blieben laute Monster in unseren Köpfen, die uns täglich angriffen. Die uns das Leben und unser Herz schwermachten. Und diese Monster möchten wir jetzt zurückgeben. Es sind nicht unsere. Zurück mit euch in die Klinik oder wo auch immer ihr herkamt! Wir möchten euch nicht mehr tragen.

Evelyn

»›Jetzt halt still!‹, keifte mich die Hebamme an, während ich mich vornübergebeugt an ihr festklammerte. Irgendwer stach mir während einer unbeschreiblich heftigen Wehe eine PDA. Ich hatte ewig auf diesen erlösenden Kreuzstich warten müssen, obwohl ich mir ausdrücklich eine PDA gewünscht und alle Formulare schon im Vorhinein unterschrieben hatte. Stattdessen war ich auf taube Ohren gestoßen oder vertröstet worden, Stunde um Stunde um Stunde.

Ich wurde sogar angefeuert mit: ›Tüchtig bist du, tüchtig!‹ Angefeuert zu einer Geburt, die ich so nicht haben wollte. Und tüchtig? Was sollte das heißen? Wäre eine Frau etwa nicht ›tüchtig‹, würde sie ihr Kind mit der von ihr explizit gewünschten PDA entbinden? Wer konnte meinen Schmerz beurteilen, wenn nicht ich? Und wer, bitte, sagt zu einer erwachsenen Frau, sie sei tüchtig?! Nein, so hatte ich mir das nicht vorgestellt. Hat nicht auch eine Gebärende das Recht auf Selbstbestimmung?

In meiner (kühnen) Fantasie sollten die Schmerzen stark, aber aushaltbar sein. Mein Mann würde mir den Rücken massieren und die Menschen um mich herum würden mich respektvoll behandeln. Und wenn ich mit den Wehen nicht mehr klarkommen sollte, würden sie mir helfen. So der Plan. Aber es half mir niemand. Stattdessen zerriss mir jede Wehe den Leib, ich konnte kaum noch atmen, geschweige denn den Schmerz veratmen. Und jede Berührung – auch die von meinem Liebsten – fühlte sich an wie ein Messerstich. Was geschah da mit mir? Und wieso hörte mir niemand zu, als ich sagte, ich könne nicht mehr?

Niemals sonst ist eine Frau wohl so verwundbar wie in den Stunden der Geburt ihres Kindes. Möglicherweise hat sie plötzlich keine Kontrolle mehr über ihren Körper, über das, was mit ihr geschieht. In diesen Augenblicken der Verletzlichkeit ist sie abhängig vom Verhalten der Menschen um sie herum. Aber die sind oft gestresst, unterbesetzt, völlig überarbeitet oder gezwungen, sich an standardisierte Leitlinien zu halten, bei denen man überall zwischen den Zeilen ›Effizienz!‹ lesen kann.

Als mich die Hebamme während der PDA-Spritze anging, ich solle stillhalten, schämte ich mich. Ich fühlte mich schuldig, weil ich nicht funktionierte. Weil ich offenbar so von meinen Urinstinkten getriggert war, dass ich vergessen hatte, auf Manieren zu achten. Aber raus mit dem Monster aus meinem Kopf! Nicht ich muss mich schämen. Die Hebamme hätte auch einen anderen Ton anschlagen können. Dann wäre alles anders gewesen. Feinfühliger, ruhiger, sanfter. Und nicht so bitter im Abgang.«

Annika

»Bei mir dauerte es Jahre, bis ich verstanden hatte, dass mir am Tag der Geburt meines ersten Kindes Gewalt widerfahren ist. Aber irgendwann bekam dieses dumpfe Gefühl in mir drinnen einen Namen.

Die Entbindung war mitnichten der schönste Tag in meinem Leben, aber sie war irgendwie zu verarbeiten. Gewalt erfuhr ich erst außerhalb des Kreißsaals. Da meine Tochter direkt nach der Geburt aufgrund von Anpassungsschwierigkeiten auf die Neonatologie-Station verlegt wurde, brachte man mich und meinen Mann auf die Wöchnerinnenstation. Man sagte uns, dass gleich ein Arzt käme und mich dieses Dings entledigen würde, das da noch hinten an meinem Rücken klebte. Ich habe keine Erinnerung mehr daran, was das war. Ich schätze, es muss der PDA-Schlauch gewesen sein, der sich noch unter einem monströsen Pflaster verbarg. Was ich aber wusste, weil es mir eindringlich eingebläut wurde: Ich sollte unter keinen Umständen aufstehen oder mich aufrichten. Dann ließ man uns allein. Mit zwei anderen Müttern, ihren Babys auf der Brust und meinem viel zu leeren Bauch. So vergingen die Minuten. So vergingen die Stunden.

Nach einer gefühlten Ewigkeit brachte eine Schwester meinen Mann zu unserer Tochter auf die Kinder-Intensivstation in einem anderen Gebäudekomplex der Uniklinik. Wenigstens einer sollte bei ihr sein.

Da lag ich nun mutterseelenallein und viel zu schwach, um zu weinen. Immer wieder mit der Hand auf der Klingel. Zu Beginn betätigte ich sie noch. ›Entschuldigung, ich habe da noch etwas am Rücken kleben, das entfernt werden muss. Mein Baby liegt auf der Intensivstation und ich darf so nicht aufstehen. Könnte bitte jemand kommen. Bitte ...?‹ Ich presste mir mit letzter Kraft ein höfliches Gesicht heraus. Ein gehorsames Gesicht. ›Ja, ja, der Arzt weiß Bescheid. Tut mir leid, ein Notfall. Es kommt gleich jemand‹. Und raus war die Schwester. Ich versuchte es noch ein weiteres Mal. In mir stets das schlechte Gewissen, schließlich war ich ja kein Not-

fall. Und das Personal um mich herum unglaublich im Stress. Irgendwann hatte ich noch nicht mal mehr die Kraft zu klingeln.

Meine Tochter ist um kurz vor fünf Uhr in den Morgenstunden geboren. Um vierzehn Uhr nachmittags war ich zum ersten Mal bei ihr. Weil der Arzt erst um 13:55 Uhr Zeit für mich fand. Das Entfernen dieses Schlauchs dauerte keine fünf Minuten.

Neun Stunden ohne Baby. Obwohl ich körperlich fit war. Ich hätte wie mein Mann vor dem kleinen Bettchen meiner Tochter sitzen müssen, ihr kleines Händchen in meiner großen starken.

Es hat Jahre gedauert, bis ich verstanden habe, dass es Gewalt war, dass man mir aus Unachtsamkeit mein Kind vorenthalten hatte. Sie hatten mir eingeimpft, nicht aufzustehen. Und mich dann einfach vergessen. Haut ab, ihr Monster in meinem Kopf! Nein, ich hätte nicht öfter klingeln müssen. Ich hätte nicht vehementer sein oder wie eine Löwin kämpfen müssen. Ich habe das getan, was mir gesagt wurde und wozu meine Kraft gereicht hatte. Mich trifft keine Schuld.«

Gewalt hat viele Gesichter

Völlig zu Recht ist die Gewalt in der Geburtshilfe seit 2014 ein Schwerpunktthema der WHO. Hier steht als oberstes Ziel die »Vermeidung und Beseitigung von Geringschätzung und Misshandlung bei Geburten in geburtshilflichen Einrichtungen«.[16] 2018 hat die WHO neue Richtlinien für Geburten veröffentlicht, in denen sie zu sechsundfünfzig üblichen Praktiken in der Geburtshilfe klare Empfehlungen gibt (siehe Kapitel »Nachgeburt« am Ende dieses Buches). Und bei sehr vielen uns völlig normal erscheinenden Prozeduren steht ganz klar ein »Not recommended« (»Wird nicht empfohlen«). Dazu gehören zum Beispiel die permanente CTG-Überwachung der kindlichen Herztöne bei einer gesunden Schwangeren, die

Oxytocin-Gabe aufgrund einer Wehenschwäche nach einer PDA und noch vieles mehr.[17]

Nun ist eine dauerhafte CTG-Kontrolle während der Geburt natürlich noch nicht per se Gewalt. Wenn eine gesunde Gebärende aber dazu gezwungen wird, wenn ihr unnötig Angst gemacht wird, sollte sie sich gegen eine solche Überwachung entscheiden, oder sie gar beschimpft wird, weil sie sich zu viel bewegt und das CTG nicht ordnungsgemäß aufzeichnen kann, dann befinden wir uns sehr schnell eben doch im Bereich gewalttätigen Handelns gegenüber der Gebärenden.

Die Gewalt bei der Geburt ist kein Phänomen der heutigen Zeit, sondern schlichtweg seit Langem Alltag. Ein Standard, der von unseren Müttern und Großmüttern stumm ertragen wurde, weil man(n) ihnen keine Stimme gab. Weil man(n) ihnen eingebläut hatte, dass dies normal sei. Und dass sie aufhören sollten zu jammern. Wir können diesen Standard nicht von heute auf morgen ändern und auch nicht über Nacht eine neue Realität erschaffen. Was wir aber können, ist: aufstehen. Einmal tief Luft holen und all den Frauen um uns herum und nicht zuletzt uns selbst immer wieder aufzeigen, wo etwas nicht in Ordnung war. Wo etwas Unrecht war. Jede von uns kann mit ihrer Stimme in der Gesellschaft dazu beitragen, solche Gewalttaten aufzudecken und in Zukunft zu verhindern. Lasst uns genauer hinhören, wenn uns eine Mama im Rückbildungskurs mit brüchiger Stimme erzählt, wie ihre Geburt verlaufen ist. Oder wenn eine Mutter mit bereits pubertierenden Kindern noch immer mit glasigen Augen von ihren Geburtserlebnissen erzählt. Wir können jedes Jahr am 25. November, dem internationalen Roses Revolution Day, Rosen vor jene Kreißsäle legen, in denen uns Unrecht angetan wurde. Oder es auch einfach nur in Gedanken tun. Wir können einen Brief an die Verantwortlichen schreiben und diesen der Rose beilegen oder unsere Zeilen einfach verbrennen, zerreißen oder die Stinkewindeln unseres Babys damit einwickeln. Es ist völlig egal, wie wir es tun. Aber es ist wichtig, dass wir uns um unsere Wunden kümmern.

Gewalt während der Geburt hat so viele Facetten. Die offensichtlichen Gewalttaten wie körperliche Gewalt, Misshandlung, Anschreien, Witze über die Gebärende machen und dergleichen werden wir hier nicht extra aufführen, da sie offensichtlich sind. Aber wusstest du, dass gemäß der WHO folgende Punkte auch schon als Gewalt während der Geburt einzuordnen sind?

- Wenn Druck auf die Gebärende ausgeübt wird, wenn ihr Angst gemacht oder sie zu einem Eingriff überredet wird, im Sinne von: »Wenn Sie jetzt nicht mitmachen, dann stirbt Ihr Baby!« oder »Guck dich mal an Mädchen, du bist fertig – du musst eine PDA nehmen.«[18]
- Wenn die Gebärende während der Geburt alleingelassen wird (außer, sie wünscht dies ausdrücklich).
- Mangelnde Information oder Fehlinformationen.
- Angst machende Befunde, die sich später als falsch erweisen, aufgrund derer die Mutter aber zu bestimmten Interventionen gedrängt werden konnte. Dies ist häufig der Fall beim Feststellen des Geburtsgewichts.[19] Das viel zu große Kind, das sicher niemals durch das schmale Becken der Mutter passt, wird dann letzten Endes per Kaiserschnitt geholt und hat – oh Wunder – nur dreieinhalb Kilo.
- Jeder unnötige körperliche Eingriff, der nicht als Gewalt erlebt werden würde, wenn er medizinisch indiziert gewesen wäre (zum Beispiel Kaiserschnitt, Dammschnitt, das manuelle Dehnen des Muttermundes …).
- Unnötig häufige oder grobe und schmerzhafte Muttermunduntersuchungen. Es gibt mittlerweile viele wissenschaftliche

Studien, in denen sich immer wieder herausgestellt hat, dass sich der Muttermund nicht linear öffnet und seine Weite damit keine Aussagekraft in Bezug auf den Geburtsverlauf hat. Das heißt, diese scheußlich schmerzhaften Untersuchungen haben wenig Nutzen. Der Muttermund kann sich in einer Stunde um acht Zentimeter öffnen oder in acht Stunden um einen Zentimeter. Doch wir werden kontrolliert und haben das Gefühl, stündlich performen zu müssen. Tun wir das nicht, sind wir frustriert oder gar besorgt, was sich garantiert nicht positiv auf die Geburt auswirken wird.

Außerdem können auch folgende Eingriffe als Körperverletzung wahrgenommen werden:

- unnötiges Einleiten der Geburt mit Wehenmitteln,
- wenn eine gesunde Gebärende in ihrer Bewegungsfreiheit eingeschränkt wird,
- die Eröffnung der Fruchtblase,
- das Legen einer PDA, ohne dass die Schwangere darum gebeten hat.

Vielleicht findest du dich mit deinen Erfahrungen in dem einen oder anderen Punkt wieder. Darüber zu sprechen und mehr darüber zu wissen macht es nicht ungeschehen, aber vielleicht schaffen wir es, dieses dumpfe Gefühl in uns greifbarer und die Verletzung erst einmal sichtbar zu machen. Wir können unsere Monster nur dorthin zurückgeben, wo sie herkamen, wenn wir sie benennen. Wenn wir sie anderen und uns selbst zeigen und die Schuld dafür loslassen, dass sie bei uns sind. Wenn du also das Gefühl hast, dass die Geburt deines Kindes eine große Verletzung in dir hinterlassen hat, die nicht oder nur sehr schwer von selbst heilt, dann hol dir bitte unbedingt Unterstützung. Du bist nicht allein damit und es gibt Menschen, die dir helfen können. Im weiteren Verlauf des Buches lernst du einige Ansätze dafür kennen und du kannst dich auch direkt an entsprechende Anlaufstellen wenden, die hinten im Anhang des Buches aufgelistet sind.

» Muttermund tut Wahrheit kund: Gewalt bei der Geburt

Valerie: »Ich habe meine Wehenphase als sehr fokussiert und ruhig erlebt. Nach fünfzehn Stunden Wehen, beginnenden Presswehen, aber nur geringer Muttermundöffnung wurde mir nahegelegt, eine PDA zu nehmen. Sie wirkte jedoch nicht, im Gegenteil: Die Wehen wurden immer schmerzhafter. Daher habe ich angefangen zu tönen. Als es zum Kaiserschnitt kam, funktionierte die Spinalanästhesie erst nach mehrmaligem Einstechen. Da hörte ich die Oberärztin zu einem Kollegen sagen: ›Warum hat das bei der nicht geklappt? Hat die Skoliose, oder was? Die hat ja die ganze Zeit noch gebrüllt wie verrückt.‹ Ich empfand und empfinde diese Worte und die Ansprache als »die« als respektlos und abwertend. Vor allem war ich ja physisch und psychisch anwesend. Das beschäftigt mich noch immer.«

Caro: »Mir wurde während meiner stillen Geburt verbal Gewalt zugefügt. Es war ohnehin schon schlimm für mich, dann schaute mir die Ärztin auch noch zwischen die Beine und meinte: ›Nein, so wird das nichts!‹«

Ina: »Es wurde eingeleitet. Der Arzt sagte mir allerdings nicht, wie oder womit, was ich im Nachhinein sehr verstörend finde. Nach der Geburt löste sich die Plazenta nicht sofort und die Hebamme massierte mich am Bauch. Sie war allerdings sehr grob, es tat mir weh und als ich es ihr sagte, meinte sie schnippisch: ›Wenn du das nicht aushältst, muss ich dich in Narkose legen!‹ Als sie dann auch noch meinen Dammriss nähte und ich wimmerte, meinte sie nur: ›So schlimm ist das jetzt auch nicht!‹«

Karen: »Mir wurden während meiner Entbindung vehement Schmerzmittel verweigert. Nach der Geburt habe ich dann reklamiert und wurde erst dann ernst genommen.«

Birgit: »Eine meiner Hebammen wollte mir nicht aus der Wanne helfen. Sie meinte: ›Das machen Sie schön selbst mit Ihrem Mann, ich habe einen Bandscheibenvorfall.‹ Ich finde, der Ton macht die Musik, und der war zu dem Zeitpunkt einfach nicht angebracht. Außerdem wurde ich viel zu oft am Muttermund untersucht und musste mir ruppige Aussagen anhören. Ich hatte ständig das Gefühl, dass ich nicht genug mache und dass ich es besser machen müsste. Heute weiß ich, dass es nicht an mir lag. Ich konnte mich in so einer Atmosphäre nicht fallen lassen, ich konnte nicht aufmachen.«

Lara: »Erst im Nachgang habe ich gemerkt, was für einen Schaden diese Geburt an meiner Seele verursacht hat. Ich ließ es über mich ergehen, weil ich es nicht besser wusste … Mein einziger Trost ist, dass ich die Geburt in keinster Weise mit meinem Kind verbinde. Es sind zwei voneinander getrennte Dinge.«

Johanna: »Die Ärztin wollte unbedingt noch den Sauerstoff bei meinem Baby messen, ich hatte allerdings schon Presswehen. Sie meinte, ich sollte die Presswehen ›unterdrücken‹, damit sie die – im Grunde auch gefährliche – Untersuchung am Kopf des Babys durchziehen könne. Schließlich hat sie mich dann mit den Beinen fixiert! Drei Wehen später habe ich meinen Sohn selbst rausgezogen, weil die Hebamme nicht schnell genug da war. Das war zumindest die Entschädigung für die Quälerei.«

Isa: »Der Oberarzt war ruppig und hat die Saugglocke sehr schnell und damit für mich sehr schmerzhaft angelegt. Ich habe ihn mit letzter Kraft getreten und geschrien: ›Sie tun mir weh!‹ Mein Mann hat sich gewundert, wo die Kraft herkam. Dann war die Kleine da und alles vergessen. Der Oberarzt ging wortlos raus.«

Kara: »Bei der ersten Geburt hätte ich mir mehr Anleitung gewünscht und eine bessere Kommunikation. Meiner Meinung nach hätte man außerdem den Dammschnitt und das Nähen vermeiden können, ich leide heute noch darunter …
Die zweite Geburt war ein geplanter Kaiserschnitt wegen Beckenendlage. Er wäre aber auch so gewünscht gewesen. Die Hebamme am Tag der OP war allerdings schrecklich. Sie hat mir anderthalb Stunden vor dem Eingriff noch ein schlechtes Gewissen eingeredet und mich gefragt, ob ich mir das wirklich gut überlegt und auch wirklich alles probiert hätte. Nach dem Kaiserschnitt (der unter Vollnarkose gemacht werden musste, weil die Spinalanästhesie nicht gewirkt hat), fragte die Hebamme: ›War es das jetzt wert?‹ Ich kann das einfach nicht vergessen.«

Kerstin: »Ich habe während der Geburt meiner Tochter definitiv Gewalt erlebt, das aber in der Situation nicht realisiert. Deshalb konnte ich in dem Moment auch nicht reagieren.«

Julia: »Ich hatte eine wirklich schöne Geburt. Als das Baby da war, war ich so glücklich. Dann aber kam ein Arzt und fing an, meinen Dammriss zu nähen – ohne sich vorher vorzustellen. Im Nachhinein stellte sich heraus, dass dieser Mann bei mir ungefragt einen Husband Stitch[20] durchgeführt hat. Der Arzt wurde entlassen, es war wohl kein Einzelfall, und der Chefarzt hat es dann selbst rekonstruiert.«

Ein kleines Stück Heilung.
In vier Schritten

»Nicht die Tatsachen selbst machen das Leben schwer, sondern unsere Bewertung der Tatsachen«, so schrieb es schon der Philosoph Epiktet. Nach einer schweren Geburt leiden wir zum einen unter unseren eigenen Erlebnissen, unserem eigenen Trauma, aber wir denken in der Regel auch direkt weiter: Was hat das mit meinem Kind gemacht? Wird unsere Bindung nun für immer leiden, weil ich nicht mit dem Erlebnis der Geburt klarkomme? Wenn ich in diesem ersten wichtigen Moment des Kennenlernens oder auch in den ersten Tagen und Wochen mit meinen Muttergefühlen »versage«, zerstöre ich dann das Leben meines Kindes? Unwiderruflich?

Hier möchten wir dich einmal von Herzen in den Arm nehmen und dich beruhigen: Solltest du eine traumatische Geburt gehabt haben, überhaupt keine Möglichkeit eines Bondings oder sollte sich gefühlsmäßig einfach alles überschlagen haben, dann bedeutet das nicht, dass das nicht alles sehr bald wieder gut werden kann. »Bindung schießt nicht ein wie die Muttermilch«, sagt Herbert Renz-Polster, ein deutscher Kinderarzt, Wissenschaftler und Autor. Vielmehr scheint das »Bindungsfenster« lange offen zu stehen und sich sogar nie komplett zu schließen, wie wir auch anhand von Adoptionen sehen können.[21]

Wir sind also definitiv keine schlechten Mütter, weil wir vielleicht voller Narkosemittel auf einer Liege lagen, statt nackt und romantisch zu bonden. Oder weil wir nach einer Spontangeburt völlig überwältigt waren. Dann bonden wir eben später, öfter und bewusster. Selbst wenn wir Zeit brauchen oder mehrere Anläufe: Misslungene oder verpatzte Momente können nachträglich geheilt werden.

Loslassen mit dem Modell der Gewaltfreien Kommunikation

Manchmal scheint es uns leichter zu fallen, eine wirklich dramatische Geburt zu verarbeiten als eine von außen betrachtet ziemlich unauffällige. Du liegst da wie ein verwundetes Tier und die Menschen um dich herum gratulieren dir freudestrahlend zu deinem Neugeborenen. Du sagst, es war der furchtbarste Tag in deinem Leben. Sie sagen: Freu dich über dein wundervolles Baby und dass alles gut gegangen ist.

Wir sagen: Es ist normal, dass du sprachlos und irritiert bist. Auch wenn dein lang ersehntes Baby froh und munter neben dir liegt.

Wir sagen: Es ist normal, dass dich das Geschehene überwältigt und überfordert. Auch wenn letztendlich alles gut ging.

Fakt ist: Es ist geschehen, was geschehen ist. Du kannst dir selbst die Schuld geben und beispielsweise denken: »Warum habe ich es nicht weiter auf natürliche Art und Weise versucht?«, »Warum habe ich mich nur für die PDA entschieden?«, »Warum habe ich nicht lockergelassen?« oder »Warum habe ich dem Kaiserschnitt zugestimmt, vielleicht hätte ich es doch ohne geschafft«. Du kannst aber auch die Schuld bei den anderen suchen: »Die Ärztin oder Hebamme war aber auch ungeduldig, viel zu grob und derart unfreundlich. Sie haben mir die Wunschgeburt gründlich versaut.«

Vermutlich bist du gedanklich beides schon einige Male durchgegangen. Und auch das ist okay so! Es ist eine erlernte Strategie, mit Konflikten umzugehen, die wir alle gut beherrschen. Manchmal hat es natürlich auch seine Berechtigung, beispielsweise wenn dir, wie im vorherigen Kapitel beschrieben, Gewalt angetan wurde. Natürlich darfst du dann die Verantwortung ganz klar von dir wegschieben. In diesem Kapitel geht es aber nicht um die Schuldfrage, es geht hier um dich und deine Heilung.

In einer Sache darfst und solltest du tatsächlich die Verantwortung übernehmen – und zwar für deine eigenen Gefühle. Denn alles, was andere sagen oder tun, mag Auslöser für deine Gefühle sein, es ist aber nie die Ursache. Der Ursprung ist dein ureigenes unbefriedigtes Bedürfnis dahinter. Wenn die Hebamme unfreundlich war oder die Ärztin etwas getan hat, was du nicht wolltest, dann ist dies in dem Moment der Auslöser für deine Wut, deine Scham und deine Trauer. Die Wurzel dieses Gefühls aber wäre in diesem Fall dein Bedürfnis nach Unterstützung, nach Vertrauen, nach körperlicher Unversehrtheit.

Vielleicht mag das auf den ersten Blick etwas trivial oder auch befremdlich klingen. In diesem Ansatz steckt aber unheimlich viel Potenzial für deine Heilung. Du fühltest dich im Kreißsaal ausgeliefert und die Gefühle haben dich nur so überrollt? Wärst du dir bei der Geburt damals schon deiner Bedürfnisse bewusst gewesen, hättest du dir gemeinsam mit deinem Begleiter vielleicht überlegen können, wie deine Bedürfnis auf anderem Wege erfüllt werden könnten, um anschließend konkret darum zu bitten. Trotz medizinischer Intervention, die möglicherweise in dem Moment nötig war.

Zur Erinnerung: Es gibt hier keinen Angeklagten und keinen Kläger, wir klären keine Schuldfrage. Du hättest zum damaligen Zeitpunkt nichts anders machen können. Aber vielleicht ermöglicht es dir genau diese Grenzerfahrung im Leben, die eine Geburt ohne Frage darstellt, zum ersten Mal auch einen bewussten Zugang zu deinen Bedürfnissen zu finden. Denn eins ist klar, diese Bedürfnisse hatten wir nicht nur im Kreißsaal. Wir hatten sie auch schon vorher und sie werden uns unser ganzes Leben begleiten.

Wenn du es im Nachhinein schaffst, deine unbefriedigten Bedürfnisse, die du bei der Geburt hattest, zu formulieren, dann kannst du diese Stunden im Kreißsaal vielleicht auch als eine Chance für dich und ein ganz neues Selbstverständnis sehen. Denn das Bewusstmachen deiner Bedürfnisse wird dir auch in vielen zukünftigen Situationen helfen. Du weißt, was du brauchst, und bist damit in der Lage, es zu äußern. Deine Wünsche werden auch in Zukunft garantiert nicht immer befriedigt werden, aber wenn sie dir schon mal bewusst sind, erhöht sich zweifellos die Wahrscheinlichkeit, dass sie erfüllt werden. Bestenfalls kannst du schwierigen Situationen sogar irgendwann mit einem Lächeln begegnen und im Herzen dem vielleicht unschönen Erlebnis der Geburt auch ein Stück weit für dieses neue Bewusstsein danken.

Wenn du Lust hast, gehen wir also nun zurück in den Kreißsaal und spielen ein bisschen Trüffelschwein. Wir haben das für uns selbst mit dem Modell der Gewaltfreien Kommunikation vom amerikanischen Psychologen Marshall B. Rosenberg getan, das wir dir hier gern vorstellen möchten. In vier Schritten kannst du damit deinen inneren Konflikt mildern oder sogar lösen. Die Schritte beinhalten deine Beobachtungen, deine Gefühle, deine Bedürfnisse und eine abschließende Bitte von dir an dich selbst oder an andere. Wichtig ist, dass du dich hierbei wohlfühlst. Sollte diese Übung nichts für dich sein, dann lass sie einfach weg. Vielleicht wirst du später darauf zurückkommen. Du kannst die Übung auch abändern, wenn sie für dich anders besser passt. Und es ist wie immer in diesem Buch: Nichts muss, alles kann.

Gewaltfreie Kommunikation zur Heilung der Geburtserfahrung

1. Beobachtung
Wir reisen zurück in den Kreißsaal und schauen uns dort die Geburt unseres Kindes nochmals an. Wichtig ist: Wir versuchen, eine unbeteiligte Zuschauerin zu sein. Wir beobachten, ohne zu bewerten oder zu interpretieren. Das braucht am Anfang vielleicht ein wenig Übung. Du kannst dir hierzu folgende Fragen stellen: Was ist während der Geburt passiert? Was habe ich gesehen? Was habe ich gehört?

2. Gefühl
Nun gehen wir einen Schritt weiter und schlüpfen von der distanzierten Beobachterin hinein in diese wunderbare Mama, die da vor uns liegt, kniet oder steht. Was fühlt sie?
Verwechsle dabei Gefühle nicht mit Gedanken. »Ich fühle mich missverstanden« ist beispielsweise kein wirkliches Gefühl. Es ist mehr eine Beschreibung, wie wir denken, dass andere uns einschätzen. Das wirkliche Gefühl in diesem Fall wäre eher: »Ich fühle mich allein« oder »Ich bin wütend«. Frage dich also: Welches Gefühl hatte ich während der Geburt? Was wühlt mich auch im Nachhinein noch auf? Benenne die Gefühle.

3. Bedürfnis
Und nun, nachdem du dieses Potpourri an Emotionen in dir gespürt und es in Worte gekleidet hast, ist es an der Zeit, die Bedürfnisse, die tief in dir schlummern, zu erkennen und anschließend zu formulieren. Frage dich: Was führte zu diesem Gefühl? Was hätte ich in diesem Moment gebraucht?

4. Bitte
Im letzten Schritt widmen wir uns der Frage, worum wir uns selbst oder andere bitten müssten, damit sich unsere Situation verbessert. Du kannst dies

rückwirkend für die Geburtserfahrung machen: Was hätte ich gebraucht, damit es mir besser geht? Oder heute: Was brauche ich jetzt, um mich besser zu fühlen?

Wichtig ist, dass wir die Bitte klar und konkret äußern, vor allem, wenn sie sich an jemand anderen richtet. Wir dürfen nicht davon ausgehen, dass unser Gegenüber die Dinge erahnen kann. Behalte diese Fragen im Kopf: Was brauche ich, damit es mir jetzt wieder gut geht? Was fehlt mir? Was brauche ich, damit ich in Zukunft bedürfnisorientierter handeln kann?

Ein Beispiel für diesen Prozess könnte so aussehen – Personen und Handlung sind natürlich frei erfunden und Ähnlichkeiten mit lebenden Personen rein zufällig. ☺

1. Meine Beobachtung
Der Arzt wird hinzugerufen aufgrund eines »Geburtsstillstands«. Er kaut Kaugummi und sagt mehrfach zu mir: »Sie müssen lockerlassen.«

2. Mein Gefühl
Ich fühle mich wie eine Versagerin, weil ich es nicht schaffe zu entspannen. Ich habe das Gefühl, nicht richtig mitzuarbeiten. Ich bin wütend und verletzt über Wortfetzen wie »Sie lässt nicht locker genug«.

3. Mein Bedürfnis
Ich hätte unterstützende Worte und Anerkennung vonseiten des Personals gebraucht. Jemanden, der an meine Stärke glaubt.
Ich hätte aber auch meine eigene Wertschätzung benötigt, mehr Selbstempathie, um mich nach außen hin besser abgrenzen zu können.

4. Meine Bitte
Ein Brief an mich selbst:

*Liebes gebärendes Ich,
die Geburt verlief anders, als du es geplant hattest.
Du fühltest dich plötzlich hilflos und allein, hast jegliche
Kraft für die letzte Phase der Geburt verloren, weil dein
Bedürfnis nach Unterstützung, nach Zuversicht, nach
Menschen, die dir die Dinge zutrauen, nicht erfüllt wurde.
Das Verhalten des Arztes, seine Ungeduld, sein harscher Ton,
all das löste in dir Wut und Selbstzerfleischung aus.
Aber sein Verhalten war nicht die Ursache, sondern dein
unbefriedigtes Bedürfnis. Ich bitte dich, liebe Gebärende,
höre in Zukunft mehr in dich hinein.
Bei all den Herausforderungen, die dir in deiner Mamarolle
noch begegnen werden. Spüre in dich hinein und frage dich:
Was brauche ich jetzt? Und dann formuliere es mutig,
liebevoll und klar an deinen Mann, deine Hebamme,
deine beste Freundin oder deine Familie und an dich selbst.*

Wenn du dich nun selbst um etwas gebeten hast, kannst du diese Bitte zu einem kurzen Satz zusammenfassen. Diesen Satz kannst du immer wieder laut sagen, einfach nur denken oder aufschreiben und dir in deinen Geldbeutel stecken. In unserem Beispiel könnte der Satz so lauten: »Ich sage liebevoll und klar, was ich brauche!«

Dazu noch ein Tipp: Wenn es dir schwerfällt, die Bitte an dich selbst liebevoll zu formulieren, hilft es manchmal, einen kleinen Perspektivensprung zu machen. Nimm dann zum Beispiel an, du würdest die Zeilen an deine beste Freundin richten, nachdem sie dir von ihrer Geburt und den damit verbundenen Gefühlen erzählt hat. Was würdest du ihr schreiben? Hältst du sie für schuldig? Für eine Versagerin? Ist ihre Scham gerechtfertigt? Hätte sie eine andere Wahl gehabt? Hat sie nicht ihr Bestes gegeben? Was würdest du ihr mit auf den Weg geben?

Es könnte aber auch sein, dass du deine Worte nicht an dich richten möchtest, sondern lieber einen Brief an das Klinikpersonal verfasst. Darin teilst du ihm mit, was dich nicht loslässt und welche Bedürfnisse während deiner Geburt unerfüllt blieben.

> Sehr geehrter Herr Dr. XYZ,
> Sie waren diensthabender Arzt während der Geburt meines ersten Kindes. Die Hebamme hatte Sie irgendwann gerufen, weil es wohl einfach nicht »voranging«.
> Schon als Sie den Raum betraten, war mir unwohl. Kalt irgendwie. Sie wirkten müde, vielleicht wurden Sie gerade geweckt.
> Es ist nicht so, dass ich kein Verständnis dafür hätte, ich weiß um diese furchtbar langen Schichten von Hebammen und Ärzten. Dennoch möchte ich Ihnen sagen, dass mich Ihr Erscheinen sehr verunsichert hat. Sie sprachen mit der Hebamme über mich, obwohl ich doch vor Ihnen lag. Komplett entblößt, körperlich und emotional. Ich hatte permanent das Gefühl, irgendetwas nicht richtig zu machen. Sie waren nicht unfreundlich, zu keiner Zeit.
> Aber Sie traten auf als der nüchterne, medizinische Helfer. Es hätte jede Frau vor Ihnen liegen können.
> Ich wünschte so sehr, dass Sie mich sehen. Dass Sie mich unterstützen, mich motivieren, mir sagen, dass ich das ganz toll mache. Sie kauten nur nervös Kaugummi und diese Nervosität nahm auch mich ein. Für Sie bedeutete meine Geburt nur zwei Stunden Ihrer vermutlich noch langen Schicht. Eine von vielen und ohne bemerkenswerte

Komplikation. Für mich sind Sie jedoch ein bedeutender Teil eines meiner tiefgreifendsten Erlebnisse.
Bitte seien Sie sich in Zukunft bewusst, wie viel Einfluss Sie haben, wenn Sie den Raum betreten.
Und gehen Sie sorgsam damit um. Danke.

Schreib alles auf, was dich bewegt, und schicke es ab, erwarte aber keine Antwort. Vielleicht bewirkst du tatsächlich ein Reflektieren bei der betroffenen Person, aber das liegt nicht in deiner Hand. In deiner Hand liegt es, dir bewusst zu machen, was *du* brauchst, und es in Zukunft mutig einzufordern. Vielleicht schickst du die Zeilen auch nicht ab, bastelst daraus ein Papierschiffchen und lässt es irgendwo feierlich mit ein bis drei Gläsern Prosecco zu Wasser. Gib Bescheid, wo. Wir stoßen mit an!

So, und jetzt hol dir eine Packung Taschentücher für Tränen der Trauer oder der Wut. Und warme Socken, solltest du zwischendurch kalte Füße bekommen. Und dann geh mithilfe dieser vier Schritte deinen ganz eigenen Weg. Finde dank deiner schmerzhaften Geburtserfahrungen zu deinen Bedürfnissen. Entdecke sie mit Freude, mach sie sichtbar und fordere sie ein.

1. Meine Beobachtung:

_____

_____

_____

_____

_____

2. Meine Gefühle:

3. Meine Bedürfnisse:

4. Meine Bitte:

Noch mehr Klarheit

Manchmal hilft es auch, noch ein paar mehr Hintergründe zu erfahren, um die Dinge besser verstehen und einordnen zu können. Es braucht oft das entscheidende Puzzleteil, um das große Ganze zu sehen.

Wusstest du, dass du jederzeit gegen eine kleine Gebühr in der Klinik deinen Geburtsbericht anfordern kannst? Das Musterschreiben für die Anfrage findest du im Anhang dieses Buches. Wir haben es losgeschickt und der daraufhin bei uns eintreffende Bericht hat uns tatsächlich sehr geholfen, endgültig mit der Geburtserfahrung abzuschließen.

Egal, wofür du dich entscheidest, ob du die Vier-Schritte-Übung akribisch durchgehst oder gar nicht, ob du deinen Geburtsbericht anforderst oder es lässt – es ist dein Weg und es darf so sein. Wenn du bis hierhin gelesen hast, bist du definitiv schon ein Stück weiter in deinem ganz persönlichen Heilungsprozess.

Und jetzt heißt es loslassen. Wir begeben uns in ein noch sehr wenig erschlossenes Gebiet: das Wochenbett.

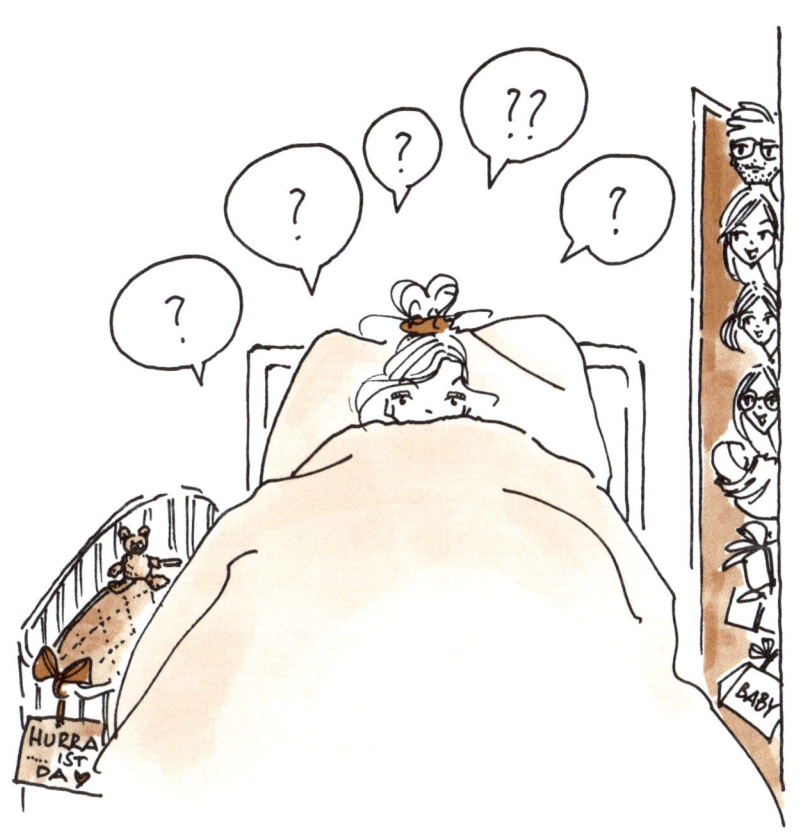

Endstation Wochenbett.
Wo genau finde ich jetzt
noch mal das Glück?

Evelyn

»Die Geburt war geschafft und ich lag mit einem klitzekleinen Baby auf der Wöchnerinnenstation. Mit meinem klitzekleinen Baby. Mein Mann war bereits auf dem Weg nach Hause in sein altes Leben, um ein wenig zu schlafen. Ich beneidete ihn. Mein Körper fühlte sich an wie nach einem Ironman-Wettkampf, mein Geist jedoch schien auf irgendeiner illegalen Aufputschdroge hängen geblieben zu sein. Ich war unendlich müde, konnte aber keine Sekunde schlafen.

Die erste Nacht mit meinem Kind war seltsam und ziemlich unruhig. Ständig kam jemand zur Tür rein und wollte irgendetwas von mir, meinem Baby oder meiner Zimmernachbarin und deren Baby. Oder es wurde der Windelvorrat gecheckt. Und dann kam auch schon wieder die nächste Krankenschwester oder Hebamme rein. Und während die erste noch sagte, ich solle nach Bedarf stillen, damit die Milchbildung angekurbelt würde, sagte die andere, ich dürfe nicht zu früh nach der letzten Mahlzeit stillen, weil sonst unverdaute und vorverdaute Milch aufeinanderträfen. Während die eine mir einen Schnuller gab, als der kleine Schlumpf einfach nicht aufhören wollte zu weinen, sprach die andere mahnend von Saugverwirrung.

Während die eine mir mein kleines Paket liebevoll zum Schlafen auf die Brust legte, ermahnte mich die andere, wie gefährlich dies doch sei. Ich musste Formulare quittieren, in denen ich über die Notwendigkeit unterrichtet wurde, das Baby stets im eigenen Bett und nur mit Schlafsack schlafen zu lassen. Kaum war das ausgesprochen, legte die Kinderkrankenschwester mein Baby aber zurück in das Beistellbettchen und deckte es liebevoll mit der Mini-Daunendecke inklusive Krankenhaus-Logo zu. Dann sagte sie mir noch, wo ich wann zur U2 sein sollte, dass ich mich vorab entscheiden müsste, ob Vitamin K oder nicht, und so weiter und so fort. Mein Kopf brummte. Ich war selten so verwirrt wie in diesen ersten Tagen nach der Geburt.

Dabei sollte ich doch jetzt von Herzen glücklich sein, oder nicht? Erfüllt von dieser unfassbaren Mutterliebe und dankbar, dass alles gut gegangen war. Ich dagegen lag in diesem Klinikzimmer mit zwei anderen neugeborenen Müttern und dachte nur, dass ich mich wohl noch nie in meinem Leben so ›ungefeiert‹ gefühlt habe. Wo waren die Luftballons? Wo der Applaus? Vor wenigen Stunden war ich mit Pauken und Trompeten in ein völlig neues Leben eingetreten und hier roch es statt nach Champagner und Wunderkerzen nach Jod und Desinfektionsmittel.

Natürlich war ich froh und dankbar, dass die Geburt endlich vorbei war, und mit Neugier begutachtete ich diesen kleinen eingepackten Wurm im Beistellbettchen neben mir. Aber das, was ich so sehr fühlen wollte, fühlte ich nicht. Ich war nicht unglücklich. Aber glücklich war ich auch nicht. Was zur Hölle stimmte nicht mit mir? Die letzten Stunden liefen in Dauerschleife vor meinem inneren Auge ab. Mein Handy bimmelte, eine Gratulations-WhatsApp nach der anderen ging ein. Ich las die Nachrichten und verstand doch nichts. Das war es jetzt also, worauf ich neun Monate hingearbeitet hatte. Mir war bewusst gewesen, dass eine Geburt schmerzhaft und anstrengend sein würde. In meinen Träumen war allerdings nicht vorgekommen, dass ich mit meinem neugeborenen Baby im Arm nicht durch und durch glückselig sein würde.

Das Schlimme war noch nicht mal die Leere und das Nichtsfühlen. Das Schlimme war, dass ich dachte, ich sei die einzige Frau auf dieser Erde, die in so einer Situation innerlich leer war und nichts fühlte. Unentwegt blickte ich auf die Uhr, um zu checken, wann mein Mann endlich wieder da sein würde. Doch die Stunden zogen sich zäh wie Zervixschleim. Ich schätze, mein Baby fragte sich unentwegt, was für eine verwirrte, unsichere Frau da eigentlich permanent mit ihm abhing.«

Und plötzlich war ich Mutter.
Wie geht das jetzt mit dem Glücklichsein?

Wenn wir Geburten im Fernsehen sehen oder den Erzählungen von Bekannten lauschen, dann bekommen wir einen Eindruck von diesem ersten Moment: Alles ist magisch. Die Erleichterung, dass alles gut ging, die Freudentränen und das unendliche Mutterglück. Könnte das mal bitte jemand in echt filmen? Und auch das Danach? Wenn die neugeborene Mutter später ganz allein oder neben wildfremden Frauen in ihrem Krankenhauszimmer mit den Tränen kämpft. Wenn sie sich wie ein angeschossener Hund auf die Toilette schleppt. Wenn sie nach einer Schwester ruft, um die Schmerzmitteldosis nach dem Kaiserschnitt zu erhöhen, oder einfach nur ins Leere starrt. Diese Momente, die sich so verdammt einsam anfühlen können.

Heute – es sind ein paar Jahre ins Land gezogen – ärgern wir uns über unser Unwissen und all die falschen Vorstellungen, die in unseren Köpfen herumgeisterten. Denn es hätte um Welten leichter sein können. Wie konnten wir nur (von uns selbst und anderen) erwarten, dass wir einen fremden und sehr zerknautschten Menschen von der ersten Minute an bedingungslos lieben würden? Zumal uns dieser fremde Mensch vielleicht sogar ständig anbrüllte, anspuckte oder anpieselte (bestenfalls). Wieso gingen wir davon aus, dass wir überglücklich sein würden, wenn wir nach dem Kreißsaal plötzlich erneut in einer völlig fremden Umgebung wären? Wieder neues Personal, fremde Zimmernachbarn und nicht zu vergessen ein niedliches, aber so unbekanntes Wesen neben oder auf uns. Es mag Erstlingsmütter geben, die ihr Glück sofort spüren. Die gelassen mit all den Herausforderungen auf der Wöchnerinnenstation umgehen. Die ruhig, kraftvoll und mutig sind. Wir waren es nicht.

Eines haben wir in den letzten Jahren gelernt und es war eine tiefgreifende Erkenntnis: Nichts zu fühlen ist nicht schön und tut manchmal auch verdammt weh, aber es ist völlig in Ordnung. Und ziemlich normal. Du hast gerade den anstrengendsten Marathon deines Lebens hinter dich gebracht. Und auch deine mentale Kraft hat alle bisherigen Grenzen überschritten. Körper und Geist müssen nun regenerieren. Gib dir Zeit, verurteile dich nicht und lass es geschehen.

Also: Pimp up your Wöchnerinnenstation!

Hier ein paar Tipps:

- Wenn du dich wohl und sicher fühlst, dann bleib die drei (oder mehr) Tage im Krankenhaus. Hör dir die Meinungen der Fachleute an und schau, was davon für dich passt. Hör aber auch immer auf dein Bauchgefühl beim Thema Stillen, Wickeln, Schlafen und so weiter. *Du* bist die Mutter und hier die wahre Expertin.
- Wenn du dich nicht wohlfühlst, es keine Komplikationen gab und daheim eine nette Nachsorgehebamme auf dich wartet, dann darfst du auch einfach deine Siebensachen packen und gehen. Die U2 kannst du bei einem niedergelassenen Kinderarzt ebenfalls wahrnehmen, bestenfalls kommt er sogar zu dir nach Hause – das bieten viele Ärzte an.
- In vielen Krankenhäusern kannst du dein Baby nachts auch mal kurz abgeben, sie bringen es dir wieder, wenn es weint. So hast du nach einer anstrengenden Geburt die Möglichkeit, ein wenig Verantwortung abzugeben – und sei es nur für eine halbe Stunde. Wenn du dich dafür entscheidest, tu es ohne schlechtes Gewissen.

- Dir wird der Besuch deiner Zimmernachbarin zu viel? Bitte deinen Partner, mit ihr zu sprechen. Wer schon sehr viel Besuch empfangen kann, schafft es möglicherweise auch schon, in den Aufenthaltsraum zu gehen.
- Weine, wann immer dir danach ist.
- Wenn alles mies ist: Kopf hoch. Daheim wird es in der Regel (irgendwann) besser. ☺

Annika

»Irgendwie vergingen die Tage auf der Wöchnerinnenstation und wir durften nach Hause. Gleich sollte mein Mann vorbeikommen mit dem Maxi Cosi. Und diesem zuckersüßen Outfit, das ich schon vor Wochen liebevoll zurechtgelegt und mindestens schon dreimal gewaschen hatte. Dann fuhren wir langsam und vorsichtig los in Richtung neues Leben.

Als ich nach dieser schier unendlichen Drei-Tage-Reise wieder nach Hause kam, trat ich in eine neue fremde Welt ein. Im Flur hing das Post-it, dass der Heizungsableser nächsten Montag käme. In der Küche lag noch die angebrochene Chipstüte. Alles wie immer und doch nichts, wie es mal war. Die hinter mir liegende Geburt fühlte sich surreal an und die Erlebnisse erschienen nur noch bruchstückhaft in meinen Gedanken. Wie einzelne Puzzleteile, wild und unkontrollierbar. Ich fühlte mich unsicher und irgendwie klein. Dabei war ich doch eben in die Zielgerade eingelaufen. Vor unserem Zuhause hätte sich eigentlich ein Empfangskomitee platzieren müssen. Mit jubelnden Menschen und Banderolen, die mich als Superheldin feierten. Stolz wie die Queen hätte ich hinten neben dem Maxi Cosi aus dem Auto winken sollen. Die Sache hatte nur einen Haken: Die Superheldin fühlte sich nicht wie eine Superheldin. Warum eigentlich nicht?

Heute war Tag drei und alles tat weh. Mein Unterleib, die Brüste und ganz furchtbar auch mein Herz. Ich wurde zur Ninja-Kämpferin, sobald sich jemand nur ansatzweise meinem Oberkörper näherte. Ich korrigiere: zur heulenden Ninja-Kämpferin.

Es sollte schlichtweg verboten werden, uns Frauen am dritten Tag nach der Entbindung nach Hause zu entlassen. Hier gilt ein besonderer Dank meinem Mann, der sich seine Irritation über mein Verhalten nicht hat anmerken lassen, sowie meinem Kind, das einfach weiterhin ziemlich unaufgeregt seinen Job machte und abwechselnd trank, schlief und kackte.

Erneut musste ich mir eingestehen, dass ich kein bisschen vorbereitet war. Natürlich hatte ich vom Babyblues und den Heultagen gehört. Ich hatte es dann aber vermutlich irgendwo in meinem Hirn abgelegt, wo all die Sachen hinkommen, von denen ich glaube, sie einfach so zu beherrschen. Töpfern und Yoga zum Beispiel, was retroperspektiv betrachtet eine eindeutige Fehleinschätzung war.

Fakt ist: Ich war mir über das Ausmaß meiner Emotionen nicht ansatzweise im Klaren. Denn ich heulte, was meine Tränenkanäle hergaben. Ich heulte, weil das Kind schrie. Oder weil es nicht schrie. Weil es schlief oder weil es nicht schlief. Ich heulte heiße Tränen über das lang ersehnte Salamibrot, das mir mein Mann brachte, und ich heulte beim Telefonieren mit meiner Familie. Ich heulte auf dem Sofa, auf dem Klo und als ich über dem Smartphone hing und googelte: ›Wann hört das Heulen wieder auf?‹

Irgendwann hörte es tatsächlich auf. Ob dies auch an einem akuten Flüssigkeitsmangel lag, weiß ich nicht. Aber gut, Babyblues abgehakt, check! Jetzt konnte es endlich kommen. Dieses wunderbare, alles übertreffende Muttergefühl. Diese bedingungslose Liebe für dieses zarte kleine Geschöpf. Die Aufopferung und das Glück. Und ich wartete. Und wartete. Und wartete. Was ich nicht erwartete, war die weiterhin höchst explosive Stimmung. Die entzündeten Brustwarzen, die beschissenen Nächte, ungewollte Besuche, nächtlicher Ehestreit, literweise Wochenfluss und unzählige Fragen. Alles umhüllt von einem bleiernen Umhang aus unfassbarer Müdigkeit.«

Dancing the Babyblues.
Matsch im Kopf statt Melodien

Okay, wo bitte geht's denn hier noch mal zum Mutterglück? Sind wir irgendwo falsch abgebogen? Viele Jahre und ein paar Kinder später können wir sagen: Wir haben das Glück gefunden. Aber es dauerte um Welten länger als gedacht. Und es zeigt sich auch heute in der Regel ganz anders als erwartet. Wir liebten unsere Kinder von Anfang an. Aber so richtig spüren konnten wir das – vor allem bei unseren ersten Kindern – erst viel später. Wie sollte es auch anders sein? In so eine Mutterliebe müssen wir Mamas eben auch erst einmal hineinwachsen. Kein Mensch weiß doch vorher, wie sich so etwas anfühlt. Nur leider sagt dir das keiner vor der Geburt.

All diese wunderschönen Babyfotos mit den von Herzen lachenden Familien. Mittlerweile verstehen wir das Faible vieler neugeborener Eltern, auf den Geburtskarten ausschließlich Gliedmaßen des neuen Erdenbürgers abzulichten, erinnern wir uns doch noch düster an unser erstes Babyshooting. Das kleine Ding sah in jeder erdenklichen Pose aus wie Yoda aus »Star Wars«. Oder es schrie wie am Spieß. Zwischendurch schrien auch wir unsere Männer an. Oder die den Selbstauslöser der Kamera.

So wie jede Geburt grundverschieden ist, so ist es auch das Wochenbett. Manches war leichter beim zweiten oder dritten Kind, anderes schwerer, weil wir nicht nur ein Neugeborenes hatten, sondern auch plötzlich ein Geschwisterkind mit riesigen Händen und so einigen emotionalen Melt-downs. Was jedoch nach jeder Geburt gleich blieb, waren dieses Potpourri der Gefühle. Die Bandbreite an Emotionen unterschied sich nicht wesentlich beim zweiten oder dritten Kind. Aber trotzdem waren wir fortan im Vorteil.

Denn wir wussten, dass es okay ist, so wie es ist. Dass *wir* okay sind, so wie wir sind. Das hat die Lage ungemein entspannt.

So come on everybody – let's dance the Babyblues! Eine kleine Playlist

Tag 3 bis 33:
- *Guten Tag (ich will mein Leben zurück)* – Wir sind Helden
- *Was hat dich bloß so ruiniert?* – Die Sterne
- *Weinst du* – Echt

Und wenn die meisten Tränen rausgeweint wurden:
- *Your Body is a wonderland* – John Mayer
- *We are the champions* – Queen
- *Always look on the bright side of life* – Monty Python
- *Alles wird gut* – Mark Forster
- *Time of your life* – Green Day

Der ganz und gar normale Babyblues dauert in der Regel nicht länger als zehn Tage und hat (noch) nichts mit einer Postpartalen Depression, also der Wochenbettdepression, zu tun. Er gehört einfach bei fast allen Geburten dazu wie der Wochenfluss und all die Zweifel. Die Gefühle und Ängste, die mit dem Babyblues einhergehen, sollten nicht unterdrückt werden. Lass sie raus, denn das heilt!

Wenn diese Gefühle auch über das Wochenbett hinaus anhalten, vielleicht sogar immer intensiver werden und klassische Depressionssymptome hinzukommen, wie beispielsweise gedrückte Stimmung, Interessens- und Appetitverlust, erhöhte Ermüdbarkeit und Antriebsmangel sowie Schuldgefühle, dann kann es sein, dass es sich um eine Postpartale Depression handelt. So eine Wochenbettdepression hat weder etwas individuell mit dir und deinem Muttersein zu tun noch ist sie ein Zeichen von Schwäche. Sie ist lediglich eine von vielen möglichen Komplikationen nach der Geburt und kann gut behandelt werden. Da eine Postpartale Depression deinen Alltag stark beeinträchtigen kann, solltest du dir bei einer Vertrauensperson Hilfe holen, bei einem Arzt oder einer Ärztin, einer Hebamme oder Doula.

Übrigens: Es wird mittlerweile angenommen, dass auch bis zu 25 Prozent der Partner einer neugeborenen Mama unter einer sogenannten paternalen postpartalen Depression[22] leiden, also einer Depression, die Väter nach der Geburt ihrer Kinder entwickeln. Die Experten sind sich zudem sicher, dass auch nicht-biologische Eltern im Laufe des ersten Jahres mit Kind Symptome einer Depression aufweisen können. Es. Ist. Normal.

10 Gründe, warum postpartale Mütter weinen

1. »Mein Kind ist das süßeste Wesen auf der ganzen Welt!«
2. »Mein Kind ist das doofste Wesen auf der ganzen Welt!«
3. »Das Baby schläft, aber ich kann einfach nicht schlafen.«
4. »Das Baby schläft nicht, aber ich möchte einfach nur schlafen.«
5. »Die Zeit rast, ich komme einfach zu gar nichts.«
6. »Die Zeit vergeht einfach nicht, mir ist so fad.«
7. »Geht das jetzt die nächsten achtzehn Jahre so weiter?«
8. »Oh nein, das Kind kommt schon bald in die Schule!«
9. »Schatz, hilf mir verdammt nochmal endlich!«
10. »Schatz, geh weg, lass mich das machen!«

Hast du noch einen guten Grund zu weinen? Dann vervollständige diese Liste gern mit deinem persönlichen Tränendrüsentrigger!

Weinst du noch oder schmunzelst du schon?

Solltest du dich mit deinen unperfekten Gefühlen rund um die Geburt noch immer allein fühlen, dann ist das definitiv kein Wunder, denn schon Sartre bemerkte: »Die Hölle, das sind die anderen«.[23] Hell, yes! Da können wir uns noch so oft einreden, dass es völlig normal ist, wie wir uns fühlen. Oft sind es harmlos wirkende Sätze der anderen, die uns als fiese Trigger verletzen, an unserem (kaum noch vorhandenen) Stolz kratzen oder uns vielleicht auch in einen postpartalen T-Rex verwandeln.

Daher findest du hier ein Bullshit-Bingo mit den meistgehassten Sätzen, die wir Mütter uns nach der Geburt anhören dürfen. Um Schuld und Scham abzuschütteln, bekommst du auch direkt die möglichen Antworten für all diese Nettigkeiten geliefert.

Bullshit-Bingo für die unperfekten Geburtsgefühle

»Wirst sehen, der Schmerz ist ganz bald vergessen.«

»Pah! Ich sehe das Fingerkreuz hinter deinem Rücken!«

»Genieß die Zeit, solange sie noch so klein sind.«

»Bitte! Du darfst direkt für die nächsten zwei Stunden übernehmen und genießen!«

»Aber jetzt ist das Baby ja da!«

»Was? Wie? Ein Baby? Wo?«

»Also, wenn das mein Kind wäre, würde ich …«

Mal sehen, was steht zur Auswahl … Grunzen, Augenrollen, Schnappatmung, Halsabschneiden andeuten mit flacher Hand

»Vielleicht hast du dich zu wenig darauf vorbereitet?«

»Wie bitte?!«

»Vielleicht hast du dich zu sehr darauf vorbereitet?«

»Wie bitte?!«

»Eine Geburt ist halt kein Zuckerschlecken.«

»Stimmt. Der Noro-Virus auch nicht. Da hat aber jeder Mitleid.«

»Alles gut, das sind jetzt einfach die Hormone.«

»KRRRRABUMMM! Ja! Und die lassen gleich die ganze Hütte hier in die Luft fliegen! Also Obacht!«

»Ganz ehrlich, hätte es denn was gebracht, wenn der Arzt dir gesagt hätte, dass er sich gleich auf dich wirft?«

»Ääh, lass mal überlegen ... JA!!!«

»Jetzt ruh dich erst mal so richtig aus. Babys schlafen ja sowieso fast die ganze Zeit.«

»War schön, dich kennengelernt zu haben.«

»Du hättest doch einfach sagen können, dass du das nicht willst.«

»Hhm. In den eineinhalb Millisekunden Wehenpause? Oder während des Befüllens der Spuckschale?«

»Natürliche Geburten sind halt schon besser fürs Kind.«

»Ja, überlebende Mütter auch, finde ich.«

»Sei froh, bei uns gab's damals noch keine PDA!«

»Okay, du hast gewonnen. Ich nenne dich die Kriegerin des Schmerzes.«

»Zum Glück wart ihr doch noch in der Klinik. Stell dir vor, du hättest wirklich zu Hause entbunden, dann wäre dein Kind jetzt behindert.«

»Du hast recht. Was für ein Glück, dass ich nicht die Geburt hatte, die ich mir wünschte.«

»Also, ich war in der Klinik eigentlich super zufrieden.«

»Es war einmal eine gute Freundin ...«

»Du Arme. Also ich hatte eine total schöne Geburt.«

»Also, ich weiß auch nicht, wie dein Foto auf diese Dartscheibe kam ...«

Annika

»Geschafft! Wir hatten die ersten Tage mit dem Neugeborenen hinter uns gebracht – was für eine unfassbare Herausforderung! Nach drei Tagen zeichneten sich sogar schon die ersten erkennbaren Routinen im Tagesablauf ab. Und unser DHL-Bote staunte nicht schlecht, als er mich nachmittags plötzlich wieder im lässigen Schlabberlook antraf statt im Snoopy-Schlafanzug.

Mein Mann und ich sprachen viel miteinander. Zum Beispiel darüber, welche XXXL-Binden er mir bitte besorgen soll, wer als Nächstes mit Wickeln dran war und wie lange jeder heute schon allein auf dem Klo sein durfte. Also alles ganz normal. Bis zu diesem einen Abend, als mein Mann plötzlich sehr nervös wirkte. Er nuschelte immer wieder mir völlig unverständliche Worte. Und es brauchte eine Zeit, bis das Gesagte in meinem noch immer ziemlich matschigen Hirn ankam. Aber irgendwann verstand ich: Morgen Früh kämen die frisch gebackenen Großeltern auf ein Frühstück vorbei. Mein Mann hätte aber schon alles eingekauft, keine Sorge. Und sie blieben auch nur eine Nacht. Maximal zwei ...

Da passierte es: Ich wurde zur Furie. Zu einer höchst explosiven Kopie meiner selbst. Mein Mann brachte sich in Sicherheit und ich schrieb euch, liebe Verwandtschaft, diesen Brief:

Liebe Familie,

das lang ersehnte Enkelkind ist geschlüpft. Die längst erwartete Nichte, die Urenkelin, die Cousine, die Großgroßcousine. Ich habe Verständnis für die so große Freude über dieses so kleine Ding. Glaubt mir, ich bin auch wirklich froh, dass es endlich draußen ist. Diese Schmerzen wünsche ich keinem meiner ärgsten Feinde. Ich nehme alles mehr oder weniger mit Würde hin, wenn man mein Fluchen beim Hinsetzen und zu jedem Stillbeginn nicht mitzählt. Natürlich ist es schön, dass unser Baby nun da ist. Beinahe habe ich das Gefühl, es schon ewig zu kennen. Und der ers-

te Atemzug dieses Winzlings erfüllte mein Herz direkt mit einer bedingungsloser Mutterliebe ... Hilfe! Nein!

Liebe Familie, seht her! Ich sitze hier wie ein kleines Häufchen Elend. Wie von einem Lkw überfahren hänge ich in meinen schlabbernden Umstandshosen herum. Meine Laune ist einfach nur zum Kotzen. Ich gebe euch recht, dieser neue Mensch da in der Wiege ist irgendwie so ... wunderbar. Aber ich kenne ihn doch noch gar nicht. Alles, was ich gerade will, ist essen und schlafen. Und dass meine Hebamme möglichst schnell vorbeikommt, um mir mein Baby zu erklären und es irgendwie zu schaffen, mich vom Fußboden aufzukratzen.

Wenn ich mir etwas wünschen dürfte, dann wäre das: Nichts! Einfach nichts und niemanden. Keinen Besuch. Oder nur den, der die Wohnung nicht betritt. Der durch einen kleinen Türspalt vorsichtig selbstgemachte Lasagne reinschiebt und viel Schokolade. Oder jemanden, der ungefragt schon den kompletten Wocheneinkauf erledigt hat. Denn auf meinem neuen Planeten scheint es erst mal keine Einkaufsmöglichkeiten mehr zu geben. Die vielen Bodys fürs Baby würde ich gern eintauschen für Botengänge und eine Kuchen-Flatrate für die nächsten Wochen. Und am meisten wünsche ich mir jemanden, der sich einfach nur für mich interessiert. Der mir über die Wange streicht (dies aber gern nur virtuell) und schreibt: ›Hey, das hast du einfach verdammt gut gemacht! Ich bin so stolz auf dich!‹

Liebe Familie, ich habe Verständnis. Aber eben auch irgendwie nicht. Kommt schon, ihr habt noch so viele Jahre Zeit für eure Liebesbekundungen! Es wird noch sehr viele Momente geben, in denen ich euch sehnlichst herbeiwünsche. Bitte lasst mich ankommen. Wieder aufstehen nach dieser Naturgewalt, die mich die letzten Tage kalt erwischt hat. Gebt mir Halt, indem ihr Verständnis zeigt und Abstand nehmt, bis ich die Hand suchend nach euch ausstrecke.

Liebe Familie, ich habe einen Marathon hinter mir. Und auf der Zielgeraden bin ich zu einer anderen geworden. Ich bin nicht mehr die Tochter,

Schwiegertochter, Schwester, die ich vor wenigen Tagen noch war. Ich bin seit drei Tagen Mutter. Zum allerersten Mal. Das ist das Verrückteste, was ich je getan habe. Ich bin nicht glückselig, ich bin unsicher und verletzt. Bitte gebt mir Zeit, mich um meine Wunden zu kümmern.«

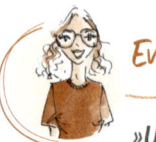

Evelyn

»Und dieser Brief ist für euch, meine lieben Freunde.

Ihr, die ihr mein Baby kennenlernen wollt. Es tut mir leid, es geht nicht. Meine Welt steht Kopf mit diesem kleinen Menschen an meiner Seite. Und jeder will plötzlich einen Teil von mir: meine Familie, ihr, der Partner und dieses neue winzige Wesen sowieso. Dabei wünsche ich mir nichts sehnlicher als Ruhe. Ja, auch vor euch, obwohl ich euch liebe. Es tut mir leid, dass ich nicht zurückschreibe und auf eure Fragen nicht antworte. Verzeiht mir, dass ich euch nicht einlade und an eurem Leben momentan nicht teilhabe. Bitte schenkt mir keine Lätzchen, schenkt mir Zeit, um zu verstehen, was gerade passiert ist. Was unsere Welt so auf den Kopf gestellt hat.

Und ihr, liebe Freunde, die ihr vor mir Eltern wurdet: Es tut mir leid! Nun begreife ich es und bereue meine Unachtsamkeit. Verzeiht mir meine spontanen Besuche. Mit Magenknurren, aber ohne Cookies im Gepäck. Ich hätte sie sehen müssen, eure Augenringe, eure Unsicherheit, als ihr ständig den Gesprächsfaden verloren habt. Die Milch- und Babykotzflecken, die ihr versucht habt, vor mir zu verbergen. Ich hatte wirklich keine Ahnung, wie sich Müdigkeit anfühlt und wie wichtig es ist, in Ruhe pinkeln gehen zu können. Ich hatte keinen blassen Schimmer, wie oft man von allen Seiten Kritik und Überheblichkeit erfährt, wenn es ums Muttersein geht. Vermutlich hatte auch ich schlaue Tipps. Zumindest in meinem Kopf. All die Emotionen, die wir Eltern nach der Geburt durchleben, sind so wahnsinnig intensiv und waren für mein kinderloses Ich *einfach nur unvorstellbar. Es tut mir leid, ich habe es nun mit all meinen Sinnen verstanden.*

Wie so oft im Leben erfassen wir die Dinge erst dann in Gänze, wenn wir sie selbst durchleben. Elternsein verändert. Es verschiebt Prioritäten und lässt uns die Welt mit anderen Augen sehen. Vom ersten Tag an. Und das ist okay. Veränderung ist okay. Momentan bin ich weder cool noch unkompliziert, sondern höchst empfindlich und penibel. Liebe Freunde, die ihr vor mir Eltern wurdet, ich weiß nun zu schätzen, wie geduldig ihr mit mir wart. Und an alle anderen: Ich komme zurück, aber jetzt brauche ich Zeit.«

Anleitung für den »korrekten« Umgang mit Wöchnerinnen.

Lektion 1 – Basiswissen

So hilfst du den neugeborenen Eltern ...

1. Die Nachricht über die Geburt des neuen Erdenbürgers hat dich erreicht? Dann nichts wie hin zur frisch gebackenen Familie. Eltern und Kind werden auf jeden Fall zu Hause sein, du musst dich also gewiss nicht ankündigen.
2. Solltest du eigene Kinder haben, fahr doch lieber erst nachmittags nach der Kita gemeinsam mit ihnen zur jungen Familie. Lass deinen Nachwuchs ruhig mit den süßen kitaverseuchten Fingerchen das Gesicht des Neugeborenen liebkosen. Das härtet ab und Babys mögen das. Und ihre Eltern erst recht.
3. Nimm der Mama am besten direkt das weinende Bündel ab und geh laut singend und außer Reichweite der Mutter mit ihm auf und ab. Wenn du Parfum trägst, schmieg dich nah an das Baby. So hat auch die Mutter später noch etwas von deinem Besuch.
4. Gib Tipps. Junge Eltern sind unerfahren und freuen sich über jeden guten Ratschlag. Vor allem wenn du kinderlos bist, darfst du dich gern zu jedem Eltern-Baby-Thema in epischer Breite beratend austoben.
5. Der Alltag mit einem Neugeborenen ist sehr eintönig und langweilig. Also berichte gern ausführlich von deinem Stress bei der Arbeit, im Studium oder mit deinem Partner. Soll-

test du unter Schlafstörungen leiden, teile das deinem postpartalen Gegenüber jederzeit mit. Hierbei darfst du natürlich Mitgefühl erwarten.

6. Bleib in unmittelbarer Nähe der Mutter, wenn sie versucht, das Kind zum Stillen anzulegen. Sollte es nicht direkt klappen, frag sie, ob das Fläschchen nicht vielleicht eine Alternative sein könnte. Wenn die Mutter den Raum verlässt, um woanders zu stillen, folge ihr ohne Bedenken, damit sie nicht so einsam ist. Sollte die Mutter ihrem Kind das Fläschchen geben, berichte gern ausführlich über die Vorteile der Muttermilch.
7. Die höfliche Frage der neugeborenen Mutter, ob sie dir einen Kaffee machen soll, darfst du jederzeit bejahen und es dir auf dem Sofa so richtig gemütlich machen. Die Eltern sind froh, wenn sie in ihrem langweiligen Couch-Dasein zwischendurch mal ein bisschen Bewegung haben.
8. Sollte die neugeborene Mutter zaghaft von ihrem neuen Alltag als Mama erzählen, bekunde immer wieder die Parallelen zu deinem Leben als Zweifach-Katzenmama. Wenn dein Gegenüber daraufhin verstummt, darfst du das gern als Bestätigung betrachten.
9. Schenk einen Strampler. Das ist originell.
10. Sollte das Baby nach längerem Weinen endlich eingeschlafen sein, nutze die Zeit mit den neugeborenen Eltern und sprich beispielsweise über philosophische Themen. Bleib ruhig ein paar Stündchen und leiste dem jungen Paar auch noch beim Abendessen Gesellschaft. Wenn das Baby dann aufwacht und es ohnehin wieder laut wird, dann kannst du dich verabschieden. Sag, dass du bald wiederkommen wirst.

… NICHT!

Newborn-Identität.
Das neue Leben zwischen Schuldgefühl und Mutterglück

Vielleicht hattest du das Glück, dass deine Umgebung dir die Zeit und den Raum gegeben hat, in deinem neuen Leben anzukommen. Und dennoch ihre starke Schulter zum Anlehnen, wenn du sie brauchtest. Leider sind wir jedoch auch unter optimalen Bedingungen im Wochenbett nicht ganz vor unseren manchmal auch sehr unordentlichen Gefühlen gefeit. Und oft brechen diese Gefühle gerade dann wie eine Welle über uns zusammen, wenn sich daheim im neuen Leben mit Baby gerade so ein zaghafter Rhythmus eingeschlichen hat.

Jana, Mutmacherin und Instagrammerin auf dem Kanal »@vonkopfbisfuss_«, schrieb dazu:

Jana: »*Die Anfangszeit im Wochenbett und das ganze erste Jahr waren für meine Psyche und meinen Alltag der Horror. Nicht, weil das Muttersein so doof ist, aber einfach, weil ich nicht wusste, wie ich mit den Neuerungen umgehen soll. Mich hat meine neue Aufgabe, auch nach all der Vorbereitung in der Schwangerschaft, überrannt. Jetzt bin ich wirklich gelassener und genieße die Tage. Es ist alles ein Learning und die Rolle als Eltern kann dir niemand vorgeben, das findet man alles jeden Tag selber heraus. Mein Rat an neue Mütter: Lass DIR Zeit. Mach in deinem Tempo. Richte dich nicht nach anderen. Frag nur die um Rat, von denen du auch einen Rat haben willst, und komm erst mal im neuen Leben an. Du machst das.*«

Auch für uns war die erste Zeit geprägt von ernsten Gefühlen und einem bitteren Beigeschmack. Dabei war uns lange nicht bewusst, woher insbesondere dieses dumpfe, kaum in Worte zu fassende Gefühl kam, das uns beinahe ständig begleitete. Unser Wunschbaby war da und völlig gesund war es auch noch. Was wollten wir denn mehr?

Wenn es Müttern nach der Geburt schlecht geht und sie eine Depression entwickeln, ist es heute glücklicherweise gesellschaftsfähig, dass sie sich helfen lassen. Wenige aber gestehen den Frauen zu, sich für mehr als die obligatorischen zwei bis drei Heultage einfach mies zu fühlen. Schon gar nicht bei einer relativ leisen und nach außen hin unkompliziert wirkenden Geburt. Und wenige lassen den Frauen so richtig Zeit, um in ihrem neuen unbekannten Leben anzukommen.

Annika

»Es verlief alles einfach so anders, als es mein persönlicher Geburtsplan vorgesehen hatte. Anders als ich es in Filmen oder einschlägigen TV-Produktionen gesehen hatte. Das musste dann wohl an mir liegen, oder nicht? Wäre ich doch nur etwas entspannter gewesen. ›Versuchen Sie, ein bisschen locker zu lassen und mit der Wehe zu arbeiten.‹ Verdammte Axt, ich schaffte es nicht. Wie so viele andere Dinge auch nicht, die das Personal sich von mir wünschte. Als ich das Krankenhaus verließ, trug ich neben diesem Baby, das ich kaum kannte, den ungelesenen Zeitschriften und der schmutzigen Wäsche noch ein sehr schweres Paket voll mit den unterschiedlichsten Emotionen bei mir. Mitten darin dieses diffuse Gefühl von Schuld.

Ich fühlte mich schuldig, weil die Geburt so seltsam verlaufen war. Schuldig, weil ich mich einfach nicht über das Hier und Jetzt freuen konnte. Schuldig, weil das Stillen nicht wirklich gut funktionierte. Schuldig, weil ich doch glücklich sein sollte. Ich hätte mich freuen sollen. Ich hätte dankbar sein müssen. Hätte, hätte, Schnullerkette!

Und es gab noch viele weitere Punkte auf meiner persönlichen Anklageschrift. Wenn ich zum Beispiel meinen Mann beobachtete, wie er sich hingebungsvoll unserer kleinen Tochter widmete. Die Zeit schien für ihn stillzustehen und ich sah dieses unendliche Glück in seinen Augen. Heiße Tränen liefen mir still die Wangen hinab. Freudentränen – redete ich mir ein. Zeichen meines unendlichen Glücks, der Liebe und des Angekommenseins. Ich versuchte, der Wahrheit keinen Raum zu lassen. Gedanklich schaffte ich das sogar.

Was aber blieb, war wieder dieses schwarze dumpfe Gefühl in mir drin. Schwer wie Blei. Ich schämte mich und mir war schwindelig angesichts all der lauten Fragen in meinem Kopf:

Warum fühle ich gerade nichts?

Warum verlief die Geburt so eigenartig?

Wo bleibt diese bedingungslose Liebe, von der alle sprechen?

Warum fehlt mir mein kleines wunderbares Kind im Bauch so sehr? Ich habe dieses Wunder doch jetzt in meinen Armen.

Warum würde ich am liebsten einfach nur allein sein?

Warum kann ich die Nähe meines Partners nicht ertragen?

Warum haben alle um mich herum nur noch Augen für unser Kind? Warum sehen sie mich nicht?

Es gab irgendwann auch bei mir diese sagenumwobenen Glücksmomente. Wo die Zeit stillzustehen schien vor Liebe. Wo von Herzen gelacht und verrückt durch die Küche getanzt wurde. Diese Momente machten vieles wieder gut. Nur hat das einige Zeit gedauert. Doch das Wissen um dieses völlig normale Gefühlschaos während und nach der Geburt wird uns Frauen oftmals vorenthalten. Bis wir es selbst erleben, es nicht einordnen können und uns schuldig fühlen.

Ich, als ein bekennender Hypochonder, rechnete bereits in der Schwangerschaft mit einer handfesten Wochenbettdepression. Ein bisschen so, wie wenn ich heute im Kindergarten den Aushang ›Wir haben Magendarm‹ sehe und mir schon beim Lesen dieser drei Worte kotzübel wird. Oder wie wenn der Kopf urplötzlich zu jucken beginnt beim Läusealarm in der 2c. Vielleicht bewahrten mich sogar diese leicht hypochondrischen Charakterzüge vor einer wirklichen Depression. Wer weiß das schon? Im Nachhinein betrachtet hatte ich einfach völlig normale Gefühle. Über die nur leider kaum einer spricht. Und dieser fehlende Austausch macht vor allen Dingen eines: sehr einsam.«

Newborn-Identität

Bei jeder anderen Lebensveränderung – sei es ein Umzug, ein Jobwechsel, eine Hochzeit oder eine Trennung – darf lange und intensiv darüber gesprochen, gelitten und geschluchzt werden. Mit all den Emotionen, die dazugehören. Jeder hat Verständnis, ob er diesen Wandel schon mal selbst durchgemacht hat oder nicht. Die Geburt eines Kindes stellt wohl die größte Veränderung im Leben einer Frau dar, insbesondere beim ersten Mal. Es gibt jedoch nur wenige Menschen, die sich auch Wochen später noch für die emotionale Verfassung der neugeborenen Mutter interessieren. Oft endet das Wochenbett heute ja ohnehin schon kurz nach der Heimkunft, also meist bereits wenige Tage nach der Entbindung. Hat man nicht das Glück einer guten Nachsorgehebamme, die einem immer und immer wieder eintrichtert, was das Wochenbett eigentlich bedeutet, kommt es vor, dass Frauen sieben Tage nach der Geburt schon wieder draußen herumspazieren. In ihrem alten Leben mit einer komplett neuen Identität, der Newborn-Identität.

Für eine neugeborene Mutter scheint es nur natürlich zu sein, dass sie ihr Baby immer und überall bei sich haben möchte. Ja, vielleicht ist es das. *Natürlich* ist es aber auch, wenn sie einfach hundemüde oder schlecht gelaunt ist. Wenn ihr das alte Leben schmerzlich fehlt. Wenn sie in Ruhe essen will oder allein duschen. Wenn sie die ungeteilte Aufmerksamkeit ihres Partners wünscht. Wenn sie keinen Besuch haben möchte. Wenn die Hormone sie explosiver machen als Dynamit. Herrje, wir dürfen gar nicht daran denken! Ein passendes Geburtsgeschenk wäre neben Rassel & Co. vielleicht auch immer ein Boxsack für die Mutter. Und eine Fünfjahresration an Taschentüchern.

Hand aufs Herz, es ist eine riesige Herausforderung, diesen neuen kleinen Mitbewohner daheim zu haben. Insbesondere beim ersten Kind. Und eine Vorbereitung auf dieses neue Leben funktioniert eben nur bedingt. Wenn wir an die Wochen nach der Geburt unserer ersten Kinder denken, erfüllt uns das mit vielen Emotionen. Freude war definitiv nicht das alles überwiegende Gefühl. Wir versuchten, krampfhaft alles so weiterzumachen wie bisher. Eben nur mit einem kleinen Menschlein rund um die Uhr im Gepäck – zum Scheitern verurteilt!

Heute wissen wir: Wir müssen nicht unser altes Leben weiterführen. Es ist völlig normal zu heulen, sich überfordert und unendlich müde zu fühlen. Es ist verständlich, überwältigt zu sein und Angst zu haben. Und es ist nicht leicht, sich dies selbst einzugestehen und anderen anzuvertrauen. Aber so notwendig.

Es wäre für uns Frauen besser, wenn wir über all die Gefühle, auch die hässlichen, ehrlich sprechen würden. Unserem Partner gegenüber oder unseren Freunden. Denn wenige Frauen sind plötzlich schockverliebt, nur weil das Baby da ist. Das möglicherweise auch noch aussieht wie ein kleines schielendes Alien. Es ist keine Seltenheit, dass Frauen post partum nicht direkt zur personifizierten Glückseligkeit werden. Das darf sein. Weil nichts anderes normal wäre. Die anderen neugeborenen Mütter sind genauso wie wir manchmal traurig, verzweifelt, wütend, innerlich leer und nichtsfühlend. Und dennoch sind wir alle die besten Mütter für unsere Kinder.

Annika

»Irgendwann war dann Licht am Ende des Tunnels. In Form des ersten zahnlosen Lächelns. Oder auch in dem guten Gefühl, das Baby endlich einmal zu verstehen. Halleluja!

Seltsamerweise muss ich heute, ein paar Kinder später, sogar manchmal selbst meine mütterliche Altklug-Bremse betätigen, wenn ich eine Erstlingsmama sehe. Und sie um ihr entspanntes Leben beneide. ›Ein Kind ist kein Kind‹, so etwas ist schnell mal dahingedacht. Doch dann erschrecke ich vor mir selbst. Ja, bei meinem zweiten oder auch dritten Kind waren die Zeiten allein mit Baby (solange die Großen betreut waren) wirklich Wellness. Mütter werden ja genügsam. Aber: Ich werde niemals vergessen, wie es sich mit dem ersten Neugeborenen angefühlt hat. Und mit mir als Amateur-Mutti. Wie mich das Ende des zweiwöchigen Urlaubs meines Mannes regelrecht in Panik versetzte. Und wie ich mich in den folgenden Wochen schon immer gefühlt zwei Stunden vor der erwarteten Rückkehr des Kindsvaters ausschließlich in Flurnähe herumgedrückt habe. Nur um diesen Moment seiner Heimkehr nicht zu verpassen, damit ich ihm ohne Zeitverzögerung direkt unser kleines Bündel in die Arme drücken konnte. Natürlich hatte ich damals de facto noch weniger Arbeit. Weniger Wäsche. Mehr Schlaf. Aber ich hatte so viel weniger Erfahrung. So viel weniger Zuversicht auf die kommenden Zeiten, in denen Schlaf und Entspannung wieder zunehmen würden. Und ich war in allem unsicher.

Ach ja – man verdrängt es ja gern. Natürlich hatte ich auch bei den späteren Kindern zu Beginn diese Tage, an denen ich ausschließlich Zwiebeln geschnitten habe. Und in mir drin eine tiefe Verzweiflung über die Unumkehrbarkeit dieses neuen Lebens. Auch wenn es alles Wunschkinder waren. Glücklicherweise wusste ich die beiden weiteren Male, dass das innere Chaos normal ist, und erzählte auch meinem Mann davon. Ich erinnere mich noch gut, dass er spontan den Vorschlag machte, alle Kinder mit sofortiger Wirkung ins Internat zu schicken und mit mir die Welt zu bereisen. Danach ging es mir direkt wieder ein bisschen besser. Bis heute schicken wir den Kindern aus jedem Land eine schöne Postkarte. Scherz!«

Muttermund tut Wahrheit kund: Das Wochenbett

Andrea: »Mich hat der Babyblues mit voller Wucht erwischt. Ich hatte zum Teil das Gefühl, mein Leben sei jetzt vorbei.«

Jelena: »Das Wochenbett war eine Achterbahn der Gefühle. Das Körperliche fand ich total grauslich, überall rinnt was raus. Und ich war mit der Tatsache, plötzlich vierundzwanzig Stunden am Tag bereitstehen zu müssen, oft komplett überfordert. Nicht in Ruhe essen zu können und auch dieses Clusterfeeding haben mich komplett fertiggemacht.«

Yasmin: »Im Wochenbett hatte ich definitiv unperfekte Gefühle. Der Schlafmangel machte sich bemerkbar, dann die Überforderung wegen des Stillens und nie Pause zu haben …«

Sherin: »Mich hat es manchmal einfach gestresst, dass dieser kleine Mensch so sehr von mir abhängig ist.«

Selina: »Der Stillstart war holprig und ich hatte durchwachsene Gefühle, aber ich habe es genossen, den Kleinen anzuschauen. Ich habe auf *mich gehört, das Wochenbett zelebriert und kaum Besuch bekommen. Das haben wir auch gebraucht, um zusammenzufinden.«*

Greta: »Ich musste lernen, das Kind zu lieben. Die Liebe wird ja nicht mit den Wehen rausgepresst.«

Kerstin: »Ich habe sehr unter den Hormonen gelitten und an meiner ›Unfähigkeit‹, auch wenn sie keine war. Ich dachte, ich müsse sofort alles wissen – wieso er weint, was er will. Dazu war der kleine Mann recht laut. Ich dachte, es wären fehlende Mamagefühle und dass ich ihm als Mama nicht gerecht werde.«

Silvia: »Ich war sehr oft sehr unglücklich, mit dem Partner gab es viel Streit. Ich war überfordert und allein. Ich hatte Angst, anderen von meinen Gefühlen und Gedanken zu erzählen. Ich dachte, ich müsste doch jetzt glücklich sein. Aber das war ich nicht. Ich habe heute noch ein schlechtes Gewissen deswegen und Hemmungen, ein zweites Kind zu bekommen.«

Clea: »Ehrlich gesagt habe ich mich im Wochenbett von meinem Partner etwas im Stich gelassen gefühlt.«

Xenia: »Ich war schon glücklich, aber es hat ein paar Tage gedauert, bis dieses ›Ich liebe mein Kind über alles‹-Gefühl eingesetzt hat.«

Nora: »In meinem ersten Wochenbett war ich völlig fertig und hab nur funktioniert. Es hat auch lange gedauert, bis ich der Kleinen gegenüber emotional war. Natürlich hatte ich deshalb auch ein schlechtes Gewissen, weil ich dachte, das eigene Baby ja sofort liebhaben zu müssen.«

Kara: »Beim ersten Kind habe ich mich lange gefragt, wo diese überwältigende Mutterliebe bleibt.«

Kathi: »Von überglücklich bis nahe an der Wochenbettdepression hatten wir alle Gefühle mit dabei. Am anstrengendsten habe ich die Nächte empfunden, in denen ich ›auf mich gestellt‹ war, weil ich den Papa nicht wecken wollte, der am nächsten Tag wieder arbeiten musste. Das war für mich die Hölle. Dann noch die Probleme beim Stillstart und ein sehr anspruchsvolles Baby, das bis zu zwölf Stunden täglich geschrien hat … Das war erst einmal eine enorme Umstellung, mit der hier niemand gerechnet hat. Wir fingen irgendwann langsam an, uns einzuspielen und Strategien zu finden, mit allem umzugehen.«

Martina: »Ich war gestresst. Ich war so, wie ich eigentlich auf keinen Fall sein wollte. Habe versucht, es allen recht zu machen, und viel zu wenig entspannt im Bett gelegen.«

Warum sich (un)schuldig fühlen?

Erstaunlicherweise begann das Schuldthema mit der Geburt unserer Kinder und fand bis heute nie so wirklich ein Ende. So gibt es ja auch im Nachhinein noch viele wahrlich berechtigte Gründe, sich als Mama schuldig zu fühlen. Weil das Kind mit zwölf Monaten in die Krippe geht oder mit einem Jahr noch zu Hause betreut wird. Weil wir auch mal ohne Kind ausgehen wollen oder weil wir abends (Obacht, Glucke!) lieber bei unserem Baby sind. Weil wir das Kind im Familienbett schlafen lassen oder weil es im eigenen Zimmer schlummert. Weil wir länger als sechs Monate stillen oder von Anfang an die Flasche geben. Weil wir mit den Kindern schimpfen oder weil wir nie schimpfen. Schuld sind wir auch, wenn das Kind kein Gemüse isst, nicht allein einschlafen kann, mit drei Jahren noch Windeln trägt oder dem Sandkastenbuddy mit der Schaufel eins überzieht. Ebenso wenn das Kind beim Abgeben im Kindergarten immer weint oder wenn es dabei nie weint. Wenn es sich an der Supermarktkasse auf den Boden wirft oder immer nur geringelte Socken tragen kann, weil das die Monster abwehrt. All dies sind völlig legitime Gründe, sich schuldig zu fühlen.

So. Und jetzt halten wir alle einen Moment inne und stellen uns folgende Frage: Was davon hat unser Partner uns gegenüber schon mal erwähnt als Wurzel seines väterlichen Schuldgefühls? Fühlt er sich bei Themen rund ums Kind überhaupt schuldig?

Und was bringen uns die Schuldgefühle? Hoppla … All diese persönlichen Schuldzuweisungen machen überhaupt keinen Sinn! Daher: Raus aus der Schuldfalle! Und lieber rein in die Selbstironie. Ganz ehrlich – ohne einen gesunden Sarkasmus würden wir heute unser Leben mit den Kindern vermutlich nicht durchstehen. Und manchmal kann es echt auch lustig sein. Hohes Gericht, wir beantragen hiermit offiziell Freispruch für uns. Und für dich direkt mit!

Fühlt sich hier immer noch jemand schuldig? Lass uns diesen hartnäckigen Emotionsbrei von uns streifen wie warme Babykotze. Braucht doch eh keiner! Hier noch mal zusammengefasst:

Fünf Gründe, warum du dich von Schuld- und Schamgefühlen verabschieden solltest

1. Weil du die Einzige bist, die sich Vorwürfe macht.
Frag doch diesen etwas müde wirkenden Menschen neben dir auf der Couch einmal direkt, weswegen er sich gerade Vorwürfe macht bezüglich eures Kindes. Was er möglicherweise bereut oder glaubt, nicht richtig gemacht zu ha-

ben. Wenn er den einzigen Fehler darin sieht, am Vorabend erst nach Mitternacht ins Bett gegangen zu sein, wo er doch weiß, dass seine Frau drei bis drölfzig Mal in der Nacht Lärm macht, um das Kind zu stillen, dann lache gern einmal hysterisch auf und vergiss deine Schuldgefühle! Du machst das nämlich großartig!

2. Weil deine innere Stimme Quatsch erzählt.
Diese penetrante Stimme hat das wirklich perfektioniert! Immer wieder denkt sie sich neue Vorwürfe aus. Sie will dich klein machen in Situationen, in denen du eher Nackenmassagen und Pralinen verdient hättest. Du hast einen echten kleinen Menschen ausgetragen und geboren. Diese innere Stimme sollte jetzt einfach mal schön die Klappe halten oder – noch besser – dich bejubeln! In dir quatscht es unentwegt? Dann darfst du auch gern so laut du kannst »Schluss jetzt! Sofort!« brüllen. Könnte sein, dass du das in den nächsten achtzehn Jahren ohnehin noch öfter tun wirst.

3. Weil du mit deinen Gefühlen nicht allein bist.
Wir versprechen dir, es wird Zeiten geben, da wünschst du dir das Gefühl des Alleinseins zurück. Einsam und verlassen aufs Klo zu gehen, kann unheimlich spirituell und befreiend sein. Solange du dich aber noch einsam und hilflos mit deinen Emotionen fühlst, darfst (und sollst) du dir jederzeit Hilfe holen. Ob in Form von Kuchen, Einkaufsservice bis hin zu Gesprächen mit Familie, Freunden oder auch einer netten Therapeutin. Die kriegen dafür gutes Karma oder gut Kohle. Und in der Regel tut es den Helfern sogar auch richtig gut. Also nur Mut!

4. Weil: Sorry not sorry!
Uns Frauen wurde es schon in die Wiege gelegt, uns anzupassen. Wir wollen doch nicht kantig, kompliziert oder schwierig sein. Also sagen wir lieber einmal zu viel Ja, ohne unsere eigenen Gefühle ernst zu nehmen. Es soll sogar Frauen geben (zwei davon kennen wir), die sich während ihrer ersten Ge-

burten ständig entschuldigt haben sollen. Bei allen um sie herum. Weil sie gebrüllt haben, falsch dalagen, weil sie nicht mehr konnten oder nach der Hebamme klingelten. Und anschließend kann frau sich auch noch wunderbar für dieses permanent entschuldigende, fast schon unterwürfige Verhalten schämen. Na bravo, schuldig in allen Anklagepunkten. Wollen wir nicht vielleicht auch noch das Coronavirus auf uns nehmen? Die Affären von Mister Woods? Wir entschuldigen uns. Und hier passt diese Floskel wohl das einzige Mal überhaupt! Denn, wenn wir wirklich an etwas Schuld tragen, liegt es nicht an uns, uns zu ent-schuldigen. Das müssen die anderen tun, indem sie uns verzeihen. In unserem Fall dürfen wir uns aber getrost ent-schuldigen. Weg damit!

5. Weil wir alle die Mütter von Chuck Norris sind.
Vielleicht hattest du es kurzzeitig vergessen. Aber in dir ist neun Monate lang ein Wesen herangewachsen. Du hast es genährt, obwohl du zwischenzeitlich Tage auf dem Klo verbrachtest. Du hast einem kleinen Individuum deinen Körper geliehen, in dem es sich sehr unbescheiden ausgebreitet hat. Und du hast dieses Wunder geboren. Ja, vielleicht waren die Umstände nicht zufriedenstellend. Aber hey, du hast einen kleinen Menschen auf diese Welt befördert und damit Großartiges geschaffen! Wir alle sind starke, tolle Frauen und dürfen verdammt nochmal stolz auf uns sein!

Weibliche Schuld.
Und wie befreien wir uns jetzt davon?

Da dieses Schuldthema sowohl bei uns selbst als auch bei den meisten befreundeten Müttern um uns herum eine derart große Rolle spielt, haben wir beschlossen, dieser Sache mal noch genauer auf den Grund zu gehen. Hierzu haben wir mit der Diplompsychologin und psychologischen Psychotherapeutin (VT) Tanja Holzlöhner gesprochen. Sie leitet eine Psychotherapeutische Praxis in Eriskirch am Bodensee. Frau Holzlöhner hat selbst zwei Kinder und kennt die Themen, die uns Mamas nach der Geburt beschäftigen, sowohl von ihren Patientinnen als auch aus ihrer eigenen Erfahrung.

Frau Holzlöhner, wir selbst sind aus unseren ersten Geburten mit einem diffusen Gefühl von Schuld herausgegangen und fühlten uns, als ob wir versagt hätten. Bemerken Sie das auch bei Ihren Patientinnen und falls ja, warum ist das so?

Ja, ich erlebe das sehr häufig. Selbst wenn Frauen wegen scheinbar ganz anderen Dingen herkommen, spielen bei den Müttern unter ihnen doch sehr häufig Schwangerschaft und Geburt eine große Rolle. Den Grund für diese Schuldgefühle sehe ich in erster Linie darin, dass wir Frauen uns nicht wirklich auf eine erste Geburt vorbereiten können. Es wird uns aber von außen stets suggeriert, dass wir das könnten. Wir werdenden Mütter gehen in den Geburtsvorbereitungskurs, erstellen Geburtspläne und haben so das Gefühl, die Dinge unter Kontrolle zu haben. In aller Regel haben wir das während der Geburt irgendwann aber nicht mehr – aufgrund zu starker Schmerzen oder unvorhersehbarer Ereignisse. Eine Geburt ist jedes Mal ein kleines Wunder und es ist immer bis zuletzt alles offen. Glücklicherweise geht meistens alles gut, aber fast immer verläuft es an irgendeiner Stelle anders als geplant. Wir können nicht eins zu eins das umsetzen, was uns vorher gelehrt wurde. Dies kann im Nachhinein Schuldgefühle hervorrufen.

Gibt es in Ihren Augen noch mehr Gründe für diese Gefühle nach der Geburt?

Ein weiterer, meines Erachtens sehr wichtiger Punkt ist, dass nach der Geburt niemand mehr mit uns darüber spricht. Es scheint auch gar keine Zeit mehr dafür zu sein. Die Mamas versuchen, körperlich wieder auf die Beine zu kommen, und haben insbesondere als Erstgebärende mit dem Stillenlernen wirklich alle Hände voll zu tun. Dabei wäre es so wichtig, all die ungestellten Fragen beantwortet zu bekommen. Warum gab es diesen oder jenen Eingriff? Warum wurde dieses oder jenes getan oder nicht getan? Es geht nicht darum, alles bis ins Detail zu wissen. Aber es geht darum, dass sich jemand Zeit für die frisch gebackene Mutter nimmt und die Entbindung mit ihr bespricht. Da reichen fünf Minuten. Oder zumindest ein ausführlicher Geburtsbericht und nicht nur der obligatorische Aufkleber im Mutterpass.

Ist jedes Schuldgefühl gleich? Oder gibt es verschiedene Arten oder Ausprägungen?

Das ist ein sehr wichtiger Punkt. Ich unterscheide bei meiner Arbeit zwischen angemessenen und unangemessenen Schuldgefühlen. Ein Beispiel für angemessene Schuldgefühle wäre: Einer Schwangeren wird aufgrund großer Risiken dringend empfohlen, einen Kaiserschnitt zu machen. Die werdende Mutter entscheidet sich dennoch für eine Spontangeburt. Der Worst Case tritt ein, das Baby verstirbt. Es ist also offensichtlich etwas sehr Schlimmes passiert. Keiner sagt jetzt mehr »Es ist völlig normal«, hier schlägt jeder Alarm. Und die Mutter landet in der Regel auch sofort in einem System, in dem sie psychotherapeutische Hilfe bekommt.

Ganz anders sieht es bei den unangemessenen Schuldgefühlen aus. Hier ist bei rationaler Betrachtung der Situation keine schuldhafte Beteiligung erkennbar. Zum Beispiel wenn die Herztöne des Babys plötzlich schlecht werden und eine medizinische Intervention folgt. Am Ende stellt sich dann aber in der Regel keiner hin und erklärt der Mutter, warum die Herztöne runtergegangen sind. Und dass es eben nicht daran liegt, dass die Frau zu wenig oder »schlecht« mitgearbeitet hätte. Die Frauen bekommen nur von allen Seiten zu hören, das sei völlig normal und sie solle froh sein, dass alles gut ging. Doch genau diese fehlenden Antworten holen sie irgendwann ein und führen bei vielen zu unangemessenen Schuldgefühlen, was sich dann meist in zähen Grübeleien zeigt. Wir drehen uns mit unseren Gedanken im Kreis und kommen nicht weiter.

Was für konkrete Möglichkeiten haben wir beim jeweiligen Schuldgefühl, uns davon zu lösen?

Bei den angemessenen Schuldgefühlen gibt es in der klassischen Verhaltenstherapie sehr gute Wege der Behandlung, mit dem Ziel, sich in letzter Instanz selbst zu vergeben.

Auch für die unangemessenen Schuldgefühle gibt es natürlich verhaltenstherapeutisch sehr gute Möglichkeiten. Paradoxerweise sind die unangemessenen Schuldgefühle tatsächlich aber manchmal schwieriger zu behandeln, weil wir häufig in einer Grübel-Dauerschleife versinken.

Ich möchte den Frauen zunächst Folgendes ans Herz legen: An dem Schuldgefühl an sich kann man nichts ändern. Das ist sehr wichtig zu wissen, denn wir versuchen das häufig und verzweifeln dann daran. Ich vergleiche das immer mit Folgendem: Wenn ich meinem Gegenüber sage, er soll jetzt bitte auf keinen Fall an einen rosaroten Elefanten denken, dann wird das nicht funktionieren. Und genauso wird es sein, wenn ich mir selbst oder anderen sage: »Fühl dich nicht schuldig!« Im Gegenteil, ich merke, ich schaffe es nicht, und das Schuldgefühl wird nur noch größer. Wir müssen einen Schritt zurückgehen und uns ganz genau den Schuldgedanken anschauen. Denn der ist immer der Ursprung.

Den Schuldgedanken anschauen – wie könnte das konkret aussehen?

So banal es klingt, ich muss mir bewusst machen: Okay, ich habe die Tendenz, in Grübeleien zu verfallen, und ich entscheide mich jetzt ganz bewusst dagegen. Weil ich weiß, dass es mir nichts bringt. Ich kann mich hundert Stunden um diese Schuldgedanken drehen oder ich kann es jetzt auch einfach sein lassen. Diese auf den ersten Blick triviale Veränderung kann Großes bewirken. Das heißt, dass wir uns nach der Geburt nicht nur um unser Baby sorgen sollten, sondern auch mit uns selbst fürsorglich sein müssen. Und Selbstfürsorge bedeutet auch, sich zu trauen, für sich selbst da zu sein. Tut mir die Krabbelgruppe mit den kleinen Nobelpreisträgern von morgen nicht gut? Dann lass ich das vielleicht lieber. Fühle ich mich von der langjährigen Freundin plötzlich unter Druck gesetzt, weil ständig gewetteifert wird? Dann gehen wir vielleicht erst einmal getrennte Wege. All dies darf sein!

Woran erkenne ich, ob meine Schuld- und Schamgefühle vielleicht einer Wochenbettdepression zuzuschreiben sind? Lässt sich das abgrenzen?

Zu einer Wochenbettdepression gehören noch weitere klassische Symptome der Depression. Manchmal sind natürlich auch die Übergänge fließend und eine Wöchnerin hat häufig auch körperliche Symptome. Ich würde aber trotzdem behaupten, dass die meisten Hebammen und Fachärztinnen und -ärzte mittlerweile stark sensibilisiert sind und den betroffenen Frauen früher oder später geholfen wird. Allerdings gibt es ganz viele Frauen – ich vermute, es ist sogar die Mehrheit der Mütter – die sich nach der Geburt ohne bestehende Wochenbettdepression trotzdem nicht gut fühlen und diffuse Schuld- und Schamgefühle in sich tragen. Diesen Frauen wird nicht professionell geholfen und es sagt ihnen aber auch keiner, dass diese Gefühle »normal« sind und sein dürfen. Und vor allem: dass sie damit nicht allein sind.

Was könnte man tun, um den Frauen genau dieses Gefühl zu vermitteln?

Es gibt mittlerweile sehr gute Tests, um Depressionen zu erkennen. Sie beinhalten nur wenige Fragen und auch die Auswertung ist simpel. Der Gynäkologe könnte seinen Patientinnen bei der Routine-Nachsorgeuntersuchung neben allgemeinen Fragen zu Wochenfluss & Co. auch mühelos diese Fragen stellen. So könnten etwaige Wochenbettdepressionen schneller erkannt werden. Außerdem würde man all den anderen Frauen, denen es nach der Geburt schlicht und einfach psychisch nicht gut geht, das Zeichen geben, dass ihre Gefühle okay sind und sie nicht allein damit sind. Dass ihr Empfinden normal ist, aber dass sie dennoch ernst genommen werden in ihren Emotionen, weil sie wichtig sind. So lernen wir Frauen vielleicht schon von Anfang an, dass wir uns nicht nur um unser Baby, sondern auch um uns selbst kümmern sollten.

Nachsorge für deine Seele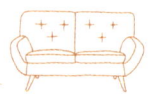

Auch ohne attestierte Wochenbettdepression kann es nur von Vorteil sein, sich Geburtserlebnisse oder Wochenbettgefühle irgendwann auch einmal in einem professionellen Umfeld von der Mutterseele zu sprechen. Wir gehen mit Streptokokken oder Karies doch auch zu jemandem, der sich damit auskennt. Und das Beste: Bei einer Therapeutin oder einem Therapeuten darfst du regelmäßig fünfzig Minuten auf einem Sofa sitzen. Allein. Denk darüber nach. 😊

»Still, still, still. Weil's Kindlein schlafen will.«

In den vorangegangenen Kapiteln hast du festgestellt, dass wir offensichtlich nicht ganz so gut vorbereitet waren auf unsere erste Geburt, den ersten Babyblues und das Wochenbett. Auch wenn wir dachten, wir wären es. Aber es gab noch etwas, das unsere fehlende Vorbereitung toppte: das Stillen. Und alles, was damit zu tun hatte.

Beide wollten wir stillen. Natürlich! Weil man (Mutter) das doch so tat. Sogar der (männliche) Biobauer im Fernsehen sagte uns, dass Muttermilch das Beste für unser Kind sei. Im Hintergrund seine Biokuh und die Biosäuglingsmilchfabrik. Wir waren guter Dinge. Keinen Gedanken verschwendeten wir daran, dass das Stillen uns auch nur im Geringsten Probleme bereiten würde.

Doch dann wurden wir mal wieder vom Leben überrascht. Und wir lernten, dass wir auch nach Schwangerschaft und Geburt weiter unserem Bauchgefühl vertrauen sollten. Nicht leicht, wenn hier mal wieder jeder um einen herum eine Meinung hatte, die auch ungefragt gern mitgeteilt wurde.

Sieben Mythen zum Thema Stillen

Was wir neben kalten Quarkkompressen rückblickend wirklich gebraucht hätten? Jemanden, der mit den ganzen Mythen rund ums Stillen aufräumt, zum Beispiel mit diesen:

1. »Stillen ist die natürlichste Sache der Welt.«

Ja, vielleicht ist es das. Zugleich ist Stillen aber auch einfach ein verdammt harter Job. Und wie alles andere am Mamasein muss auch das erst einmal von beiden Parteien von der Pike auf gelernt werden.

Annika hierzu: »Als die Hebamme im Krankenhaus mit ihren großen, kalten Händen (brrrr) meine Brust packte und sie meinem wenig ambitionierten Baby in den Mund stopfte, fühlte sich das nicht so an, als ob ich auf irgendeine Art und Weise befähigt wäre, ein Lebewesen zu nähren. Zumal dieser kleine Mensch meine Brust nur sehr wütend anbrüllte.«

Kommt dir das bekannt vor? Wenn du nun das Bild deiner Schwippschwägerin vom letzten Weihnachtsfest im Kopf hast, die zwischen Schweinebraten und Semmelknödel nonchalant ihre sechs Monate alte Tochter anlegte, dann lass dir gesagt sein: Sie hat das schon tausendundein Mal gemacht und ist mittlerweile Profi. Auch du wirst irgendwann mit der linken Hand dein Baby anlegen, während du mit rechts ein Käsebrot isst und nebenher deine Lieblingsserie startest. Und bis dahin ist es auch völlig okay, erst einmal »Heim-Stiller« zu sein.

2. »Stillen, die schönste Sache der Welt.«

»Genieß es! Stillen ist magisch!« Das Baby zu stillen ist schön, das stimmt. Es kann uns stark machen. Aber es kann auch anstrengend sein, schmerzhaft und manchmal auch eigenartig. Zum Beispiel als wir zu Beginn unserer Still-Ära des Öfteren mit zwei kalten Kohlblättern und einer Ladung Quark ins Bett gingen. Oder wenn das T-Shirt morgens zwei kreisrunde Flecken hatte und nach nassem, altem Schäferhund roch. Manchmal ist es auch einfach nur langweilig. Vor allem wenn man ein Baby hat, das nicht in zwei Atemzügen die komplette Mahlzeit inhaliert, sondern gemütlich eine Dreiviertelstunde an jeder Brust hängt. Und auch hier machen wir uns direkt zu Beginn oft selbst viel Druck. Stichwort Medien.

Evelyn dazu: »Bei Kind eins, dem Dreiviertelstundentrinker, habe ich doch tatsächlich zu Beginn nicht ferngesehen beim Stillen, weil ich dachte, das Flim-

mern im Raum könnte das mir zugewandte Baby irritieren. Und ich müsste doch diesen innigen Moment ganz und gar meinem Baby schenken. Okay, sagt wer? Beim zweiten Kind habe ich diesen innigen Moment übrigens gern Milo Ventimiglia in ›This is us‹ geschenkt. Zumindest wenn Kind eins im Kindergarten war. Netflix war wirklich ein ziemliches Upgrade unserer Stillbeziehung.«

3. »Bei Ihnen geht es nur mit Stillhütchen.«

Wir haben wochenlang nur mit diesen Silikondingern gestillt, die sich, sobald wir sie brauchten, garantiert immer in der Couchritze oder unter dem Bett versteckt hielten. Manchmal auch im vergessenen Kochtopf auf dem Herd. *Dazu Annika: »Den Kampf mit den Stillhütchen habe ich auf mich genommen, weil mir eine strenge Hebamme an Tag drei post partum erzählte, dass meine Brustwarzen fürs Stillen einfach nicht geeignet wären. Ich war irritiert über ihre Aussage, betrachtete dann aber selbst meine Dolly-Buster-Brüste, die plötzlich eins mit der Brustwarze zu sein schienen, und stimmte ihr geknickt zu.«*
Liebe Damen, es mag Frauen geben, bei denen das tatsächlich auch langfristig zutrifft. Vielleicht aber gar nicht bei dir. Solltest du also unglücklich mit der Situation sein, dann such dir unbedingt eine nette Stillberaterin in deiner Nähe.

4. »Du hast sicher nicht genug Milch.«

Evelyn: »Hast du denn noch genug Milch? Dieser Satz ist der Antichrist im ersten halben Jahr mit Baby. Was, bitte, soll man auf so eine Frage antworten?! Schau her! Wenn ich morgens aufstehe, kann ich am Wet-T-Shirt-Contest teilnehmen. Und wenn das Baby von Familie Maier draußen weint, tropft hier alles. Beweis genug?«
Wenn du überlegst, deinem Baby Flaschennahrung zuzufüttern, weil du das möchtest oder weil es dich entlastet, dann tu es ohne schlechtes Gewissen. Sollte das nicht der Fall sein, lass dir nicht von der Tennispartnerin deiner Mutter oder der Kassiererin im Supermarkt einreden, dass dein Baby nicht

satt wird. Ja, auch dann, wenn es eine halbe Stunde nach dem Stillen schon wieder unruhig wird. Leider kursieren immer noch so viele Ammenmärchen bezüglich einzuhaltender Stillabstände. Wir haben doch keine Ahnung, ob unser Baby bei einer Stillmahlzeit eher genüsslich-zurückhaltend die halbe Portion schnabuliert oder ein üppiges Festmahl zu sich genommen hat. Und außerdem wissen wir längst, dass es bei der Milchproduktion zugeht wie auf dem Markt in Marrakesch. Die Nachfrage bestimmt das Angebot.

Dazu Annika: »Bei Kind eins habe ich noch Stillprotokolle geführt und Mahlzeiten hinausgezögert. Mit dem Ergebnis eines häufig schreienden Säuglings sowie einer völlig erschöpften und genervten Mama. Ab Kind zwei habe ich aus eigener Erschöpfung ohne Plan gestillt. Huch, erst eine halbe Stunde her seit der letzten Mahlzeit? Egal. Lieber hing ich stillend auf dem Sofa oder dem Spieleteppich der Großen herum als hoppelnd mit kreischendem Baby durch die Wohnung zu tigern. Kind zwei wurde im Übrigen nicht übergewichtig und zeigt auch sonst nicht mehr soziale Auffälligkeiten als Kind eins.«

5. »Stillen ist das Beste für dein Kind.«

Muttermilch ist in ihrer Zusammensetzung tatsächlich einzigartig. Neben den grundlegenden Nährstoffen wie Kohlenhydraten, Vitaminen, Proteinen, Fetten und Wasser hat sie noch so einiges mehr zu bieten. Zum Beispiel einen optimal auf dein Baby abgestimmten Hormoncocktail und Antikörper, die es vor Krankheiten schützen.[24] Außerdem passt sich ihre Zusammensetzung nicht nur den Bedürfnissen deines wachsenden Babys an, sondern verändert sich sogar im Laufe einer einzigen Mahlzeit.[25] Sie ist also irgendwie der Streber im Bereich der Säuglingsnahrung. Daher kann es sich durchaus lohnen, Hürden zu überwinden, am besten mithilfe einer kompetenten Stillberatung. Wenn dir das Stillen aber nur noch zur Last fällt und auch eine kompetente Beratung daran nichts ändern konnte, dann solltest du dir eines bewusst machen: Stillen ist nicht nur Nahrungsaufnahme. Es ist auch Nähe, Trost, Bindung, Hautkontakt, Wärme und vieles mehr. Und genau das können wir unseren Babys auch geben, wenn wir sie mit einem Fläschchen füttern.

6. »Nach einem Kaiserschnitt oder mit einem Frühchen kannst du nicht stillen.«

Das stimmt nicht. Wir können sehr wohl nach einem Kaiserschnitt stillen. Und auch mit einem Frühchen kann dies möglich sein oder zumindest werden. Zugegeben, manchmal ist es nicht gerade der perfekte Start für eine gute Stillbeziehung. Manchmal braucht es noch mehr Kraft, noch mehr Geduld und vielleicht mehr Hilfe. Aber letzten Endes ist es egal, wie wir unsere Kinder bekommen haben. Bei manchen klappt es sofort mit dem Stillen und alles verläuft reibungslos, andere machen Bekanntschaft mit der guten, alten Milchpumpe. Apropos Milchpumpe – ist das nicht das Seltsamste, was wir jemals getan haben? Mit entblößten Brüsten auf der Kante des Wöchnerinnenbetts sitzen, während um das Nachbarbett herum mindestens die komplette Kelly Family steht? Unverhohlenen Blickes den Saug- und Pumpgeräuschen folgend, die wir mit unserer Melkmaschine verursachen. So ein Erlebnis läutet in der Regel ziemlich eindrücklich den Verlust der Privatsphäre ein, den wir als Mama vermutlich noch so circa achtzehn Jahre lang betrauern werden.

7. »Du brauchst dringend Still-Tops.«

Ein Still-BH ist durchaus empfehlenswert, extra Still-Tops brauchst du allerdings eher weniger. Wenn du es als Joker ziehst, mal wieder allein in die Stadt gehen zu können, nur zu! Du kannst dir dort dann aber auch schöne Klamotten kaufen. Oder im Café nebenan mutterseelenallein deinen Latte macchiato schlürfen.
Was die Kleidung angeht: Solltest du nicht das dringende Bedürfnis haben, Bauch oder Busen in der Öffentlichkeit zu zeigen, genügt es auch einfach, zwei Tops übereinander anzuziehen. Das obere ziehst du hoch, das untere nach unten, fertig ist das selfmade Still-Oberteil!

Fazit

Wir wissen noch genau, wie wir in den ersten Wochen unsere Spaziergänge akribisch geplant haben. Immer mit geeigneten Stillbänken auf dem Weg.

Nicht so zugig, nicht so einsehbar und bitte nicht in der Nähe von Stillprofi-Steffi. Am besten immer so nah an Zuhause, dass wir danach sofort heimgehen konnten.

Wenn du eine stillende Mama bist, dann mach es dir beim Stillen so einfach wie möglich. Versuch dich nicht zu stressen, denn das ist wohl so ziemlich das Einzige, was eurer Stillbeziehung schadet oder auch gern mal zu einer Brustentzündung führt (und nicht dein falsches Anlegen).

Lass dir auch hier nichts einreden und hör auf deinen Bauch. So werden du und dein Kind Busenfreunde. Und wenn du das Gefühl hast, dies nicht (mehr) sein zu wollen, dann lass es ohne schlechtes Gewissen. Denn nicht das Stillen, sondern eine glückliche und möglichst entspannte Mama ist das Beste für ihr Kind.

Eine Mama, die nicht stillt, aus welchen Gründen auch immer, ist ebenfalls die perfekte Mutter für ihr Baby. Es gibt keine bessere. Punkt. Und am Ende des Tages ist es doch vollkommen egal, wie ein Kind ernährt wird. Solange es satt ist, gekuschelt und geliebt wird. Es ist also vollkommen okay, den eigenen Weg zu finden und ihn zu gehen. Und es soll auch Kinder geben, die trotz langjährigen Konsums von Muttermilch Allergien entwickeln, dauerverschnupft sind oder ihre Geschwister ab und an verprügeln. Haben wir mal gehört.

Muttermund tut Wahrheit kund: Das Stillen

Natalia: »Stillen – oder: Nach der Geburt folgt direkt die nächste Challenge.«

Kristin: »Das Stillen hat mich völlig überfordert. Und generell fand ich die ganze Stillzeit sehr herausfordernd.«

Annette: »Eigentlich wurde ich durchaus gut beraten, aber ich habe mir viel zu viel Stress gemacht.«

Nele: »Das Stillen war schmerzhaft und es hat mich ehrlich gesagt auch überfordert. Ich hatte keine Ahnung, wie oft ich sollte, welche Brust ich nehmen musste, wann genau es am besten war …«

Elisa: »Bei mir hat das Stillen super geklappt, aber das habe ich auch meiner tollen Hebamme zu verdanken.«

Maria: »Ich wurde eigentlich gut beraten, das Stillen hat aber nicht gut funktioniert … Ich habe echt vieles versucht, irgendwann konnte ich nicht mehr.«

Kathy: »Stillen war am Anfang bei beiden Kindern einfach nur furchtbar. Ich habe immer noch eine Art Stilltrauma.«

Veronika: »Der Stillbeginn war nicht gut. Im Gegenteil, er war grausam. Ich wurde da ziemlich alleingelassen, hab es nach drei Wochen aufgegeben.«

Hannah: »Die Nachsorge war kompetent, der Fokus lag aber schon sehr auf ›Du musst stillen‹.«

Birgit: »Zu Beginn war ich äußerst überfordert, aber irgendwann funktionierte es dann.«

Diana: »Der Anfang beim ersten Kind war die Hölle. Mithilfe einer Stillberatung hat es dann irgendwann geklappt.«

Michele: »Mein Stillbeginn in einem Satz: Brüste aus Beton.«

Nadine: »Absolut überfordert. Das Anlegen hat nur in einer bestimmten Position geklappt, wodurch ich ständig auf meiner Geburtsverletzung saß. Alle haben sich um die Kleine gekümmert, aber ich und meine Bedürfnisse kamen eher zu kurz. Ich fand´s auch schwer, nach Hilfe zu fragen (solche Botendienste wie mir ein Glas Wasser zu bringen), weil ich ein schlechtes Gewissen hatte, dass mein Partner den Haushalt allein schmeißen muss. Das hat es natürlich noch unbequemer gemacht.«

Caro: »Das Stillen klappte von Anfang an gut, aber das Team im Krankenhaus war sehr uneins. Jeder hat mir was anderes erzählt. Schlussendlich habe ich meine Freundinnen und meine Hebamme um Rat gefragt und alles so gemacht, wie es mir mein Gefühl gesagt hat.«

Jenny: »Irgendwie konnte ich nicht abschalten, hatte ständig einen latenten Druck von außen, von meiner Hebamme, aber auch von den Medien. Ich musste die ganze Zeit zufüttern.«

Leonie: »Die ersten zehn Wochen waren der Horror, viele Tränen, noch mehr Schmerz. Aber wir stillen immer noch und der Kleine ist sechzehn Monate alt.«

Leah: »Ich war ehrlich gesagt überrascht, wie oft Babys gestillt werden wollen.«

Sina: »Meine Brüste waren am explodieren! Mein Körper hat da vollkommen übertrieben.«

Mein postpartaler Mitbewohner.
Im Wochenbett ist man gemeinsam weniger allein

Wir haben uns in den vorherigen Kapiteln intensiv mit unseren Gefühlen rund um Schwangerschaft, Geburt und Wochenbett befasst. Nun wagen wir mal einen Blick über unsere Wochenbettkante hinaus und schauen uns den Menschen neben uns genauer an. Den mit den Augenringen und den Kotzflecken auf der Schulter. Er sieht ein bisschen müde aus, nicht wahr? Möglicherweise waren wir nach der Geburt ein friedvolles Lamm mit einem beseelten Dauergrinsen auf den Lippen. Vielleicht haben wir unserem erschöpften Mann mitfühlend über die Wange gestrichen und ihm angeboten, sich doch jetzt lieber ein bisschen hinzulegen, statt uns Essen zu kochen. So in etwa lief das bei uns … *nicht* ab. ☺

Tatsächlich waren wir in den ersten Wochen nach der Geburt ziemlich explosive Wesen, die sich in ihrem eigenen Leid, ihren Schuldgefühlen und ihrer unfassbaren Erschöpfung suhlten. Daneben war bedauerlicherweise nicht mehr viel Platz für unsere Männer. Sätze wie »Ich bin müde« oder »Puh, die Geburt war wirklich hart« aus ihrem Munde wurden bestenfalls mit bösen Blicken gestraft. Oftmals folgte postwendend der Hinweis, auf welcher Stufe der Müdigkeitsskala wir uns aktuell als stillende Mütter befänden oder wer von uns die Geburt wohl am härtesten empfunden hat – Finger hoch! Daraufhin wurden die Männer jedes Mal noch viel leiser, als sie ohnehin schon waren. Und beim nächsten Wort in diese Richtung stichelten wir noch viel lauter, als wir es ohnehin schon taten.

Eine Geburt bewegt. Nicht nur einen kleinen Menschen nach draußen in die Welt, nicht nur unsere Gefühle, sondern auch die unserer Partner. Und wenn wir mal ganz tief durchatmen, müssen wir zugeben, dass uns die Höchstpunktzahl auf der Leidensskala nicht sonderlich viel nutzt. Aber was hilft uns dann?

Vielleicht tut es uns ja gut, unseren einzigen erwachsenen Mitbewohner wieder mit ins Boot zu holen. Möglicherweise leidet der ja auch gerade und ist traumatisiert und hilflos.

»Hilflos fühlen sich die neugeborenen Väter tatsächlich häufig«, sagt Dr. Anselm Kusser aus München. Auch ihn hat das Geburtserlebnis seiner ersten Tochter komplett überrumpelt. Und für ihn war klar: Wäre er besser vorbereitet gewesen, wären viele Dinge anders verlaufen. Also beschloss er, in seiner Praxis für Ganzheitliche Gesundheit & Familienbegleitung unter anderem auch exklusive Kurse für Männer zum Thema »Vater werden« anzubieten. Wir haben mit ihm gesprochen.

Herr Dr. Kusser, Männer kommen heutzutage »natürlich« mit in den Kreißsaal. Aber wissen werdende Väter denn, worauf sie sich da einlassen?

In den wenigsten Fällen. Es gibt zwar gewisse Dinge, die bekannt sind, die aber in den klassischen Geburtsvorbereitungen für Frauen oder Paare nicht kommuniziert werden, um den Frauen keine Angst zu machen. In einem Geburtsvorbereitungskurs allein für Männer habe ich dagegen die Chance, mehr Wahrheiten konkret auszusprechen, um sie als Begleiter fit zu machen für die anstehende Herausforderung.

Ich sage meinen werdenden Vätern immer direkt am Anfang, dass sie jetzt Informationen bekommen werden, die für sie möglicherweise neu und überraschend sind oder vielleicht sogar problematisch klingen. Sie sollen dann bitte selbst entscheiden, was sie mit ihren Frauen teilen und was nicht. Was sie als konstruktiv für die Vorbereitung erachten und was eben nicht. Denn es kann gut sein, dass sich eine schwangere Frau verunsichert fühlt, wenn sie hört, dass es bei einer Geburt auch mal drunter und drüber ge-

hen kann und nicht wie man sich das im Vorfeld erträumt hat. Der Mann, der als Begleiter mitgeht, sollte sich im Klaren darüber sein, was im Kreißsaal passieren kann. Denn eine Geburt ist eine absolute Extremsituation. Extrem nicht im Sinne von bedrohlich, sondern einfach intensiv und tiefgehend. Sowohl Frauen als auch Männer kommen hier an die eigenen Grenzen.

Was würde sich in Ihren Augen ändern, wenn sich Väter besser auf die Geburt vorbereiten würden?

Das hätte ein hohes Potenzial, denn die meisten Männer sind heute bei den Geburten dabei. Die ersten Fragen, die ich den werdenden Vätern allerdings zu Beginn meist stelle, sind: »Habt ihr euch überlegt, ob ihr da wirklich dabei sein wollt? Habt ihr eure Partnerin gefragt, ob sie das möchte? Wie ist die Entscheidung zustande gekommen?« Wenn der Mann – oder auch die Frau – merken, er oder sie möchten das nicht, dann ist das auch gut. Denn eine unpassende Begleitung kann zum Komplikationsfaktor werden. Hier wäre eine andere Vertrauensperson oder eine Doula eine konstruktive Lösung. Die meisten Väter wollen jedoch heute dabei sein. Und sobald sie sich bewusst dafür entschieden haben, gehen sie da auch mit einer ganz anderen inneren Kraft und Stabilität rein. Und die ist sehr wichtig für die Entwicklung der Geburt.

Zeigt Ihre Erfahrung, dass es neugeborenen Vätern gelingt, mit ihren Partnerinnen über die Emotionen der Geburt zu sprechen? Wenn nicht, wie sollte das angegangen werden?

Ich will niemanden in Schubladen stecken und ich halte nichts von Klischees. Aber ich beobachte dennoch, dass viele Väter die Tendenz haben, eher nach vorn zu schauen. Die Geburt ist vorbei, natürlich hat auch der Mann sie noch im Hinterkopf, aber er versucht das Erlebte irgendwie hin-

ter sich zu lassen. Oft haben die Frauen jedoch das Bedürfnis, noch einmal zurückzublicken und die Vergangenheit aktiv aufzuarbeiten. Das Beste ist dann, sich im Hier und Jetzt zu treffen und vorurteilsfrei miteinander die eigenen Empfindungen auszutauschen. Diese Verschiedenheiten sind an sich gut und wertvoll, denn sie stellen für das Paar eine Chance dar, sie miteinander zu verbinden, um einen gemeinsamen Weg zu finden.

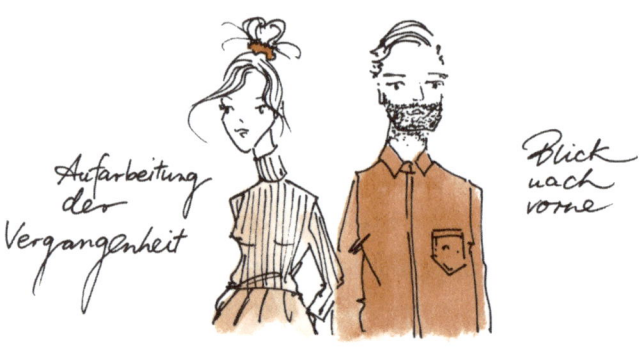

Aufarbeitung der Vergangenheit — Blick nach vorne

Treffen im Hier und Jetzt

Vielleicht ist geteiltes Leid ja doch halbes Leid

Hast du dir nach der Geburt eures Kindes Zeit genommen, um mit dem Partner über die Entbindung zu sprechen? Oder war bei euch zwischen Stillversuchen, den ersten Familienbesuchen, Wickeln, Wickeln und wieder Wickeln einfach keine Zeit? Die ersten Stunden und Tage nach der Entbindung laufen oftmals ab wie in einem Film. Dabei bleiben viele Dinge unausgesprochen. Weil wir keine Zeit haben oder weil wir nicht darüber sprechen können. Und so wachsen in uns die Gefühlshügel zu riesigen Bergen an. Dabei täte es doch möglicherweise so gut, mit der einzigen Person in unserer Nähe, die live dabei war, über alles zu sprechen. Von Anfang an. Manchmal geht es nur darum, dieser Person den Raum dafür zu geben, sich gesehen und gehört zu fühlen. Es klingt sehr logisch: Mit dem Partner, den man liebt, zusammensitzen, miteinander sprechen, füreinander da sein. Problem gelöst. Wie oft passiert es aber, dass sich genau das als unfassbar schwierig oder gar unmöglich erweist?

Doch eins ist klar: Zusammen wären wir im Wochenbett oft viel weniger allein. Was wäre also, wenn wir es schafften, dass Männer und Frauen, Väter und Mütter, nicht in entgegengesetzte Richtungen schauen würden, sondern sich gegenseitig in die Augen?

Vielleicht hilft euch diese Übung dabei, wieder ins Gespräch zu finden. Den Impuls hierfür gab uns der Paartherapeut Holger Kuntze in seinem Buch *Lieben heißt wollen* mit einer einfachen, aber wirklich wunderbaren Übung. Er nennt sie: »Hosen runter, Herzen auf, Ruhe bewahren!« Wir haben diese Übung auf die uns sehr gut bekannte Situation im frühen Wochenbett angepasst. Keine Sorge, ihr dürft die bequeme Jogginghose anlassen. »Hosen runter« bedeutet, ihr erzählt einander, was euch gerade bewegt. Ihr habt dabei eure »Herzen auf«, das heißt, ihr formuliert eure Bedürfnisse und Wünsche an den Partner. Das alles funktioniert aber nur mit dem Schlüssel dazu, nämlich: »Ruhe bewahren«. Ihr solltet liebevoll und freundschaftlich zueinander sein, euch Raum geben und einander zuhören.

»Hosen runter, Herzen auf, Ruhe bewahren!«

Das Baby ist nach einer dreiviertel Stunde im Fliegergriff eingeschlafen. Endlich. Am liebsten würdet ihr euch direkt ins Bett schmeißen, Netflix an und Chips reinschaufeln. Kein allzu schlechter Plan, aber vielleicht ist jetzt genau der richtige Zeitpunkt, um über diese innere Unruhe zu sprechen, die ihr seit der Geburt verspürt. Mit diesem einen Menschen, der von der ersten Sekunde an dabei war.

Setzt euch aufs Bett, aufs Sofa, auf den Fußboden oder auch auf zwei Stühle. Eure Knie sollten sich berühren. Ob nur leicht oder ineinander verschränkt, ist eure Sache. Das ist ganz sicher auch tagesformabhängig. Ganz wichtig ist: Schaut euch in die Augen. Nun beginnt einer von euch (egal wer), indem er erzählt, was ihm seit der Geburt durch den Kopf geht. Was ihn bewegt, wie er sich fühlt und was er sich jetzt wünscht. Wenn es dem Sprecher schwerfällt, ins Erzählen zu finden, könnte der Zuhörer folgende Fragen stellen:

- Wie geht es dir?
- Was hat sich seit (oder während) der Geburt für dich verändert?
- Was hast du während der Geburt gedacht und gefühlt?
- Wie hast du mich wahrgenommen? (Hast du mich überhaupt wahrgenommen?)
- Bedrückt dich etwas?
- Macht dich etwas besonders glücklich?
- Würdest du mir gern etwas sagen?

Vorab besprecht ihr, wie lange geredet werden darf. Vielleicht fünf, vielleicht sieben, aber maximal zehn Minuten. Was hier vereinbart wurde, muss eingehalten werden, das heißt, nach Ablauf der Zeit ist Schluss. Und solltet ihr merken, dass sich die Zeit viel zu lang anfühlt, haltet es aus und bleibt trotzdem dabei.

Die Aufgabe des Zuhörenden ist es, in Verbindung mit dem Partner zu bleiben und das Gespräch in Gang zu halten. Dabei darf er ausschließlich mit dem unten angeführten Rückmelde-Bingo antworten. Einzig und allein Verständnisfragen sind gestattet, wie zum Beispiel »Was meinst du genau mit XYZ?«.

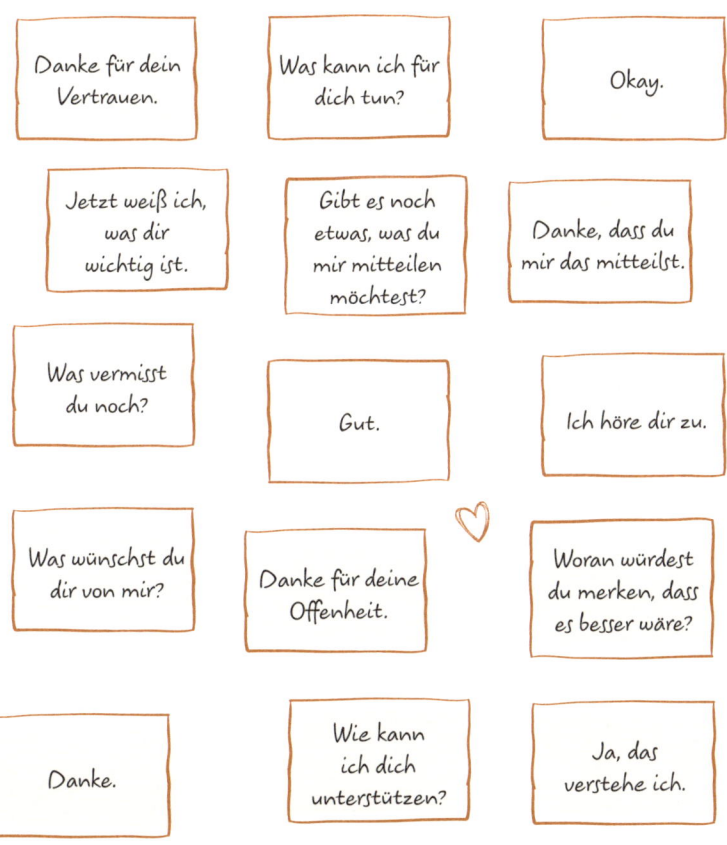

Nach Ablauf der vereinbarten Zeit tauscht ihr die Rollen. Anschließend ist die Übung für diesen Tag beendet. Weil Babys erfahrungsgemäß nicht immer kooperativ sind und sich nicht unbedingt an Zeitfenster halten, könnt ihr die Übung natürlich auch jederzeit unterbrechen. Oder, falls möglich, mit einem zufriedenen Baby neben euch weitermachen.

Ach ja, aus gegebenem Anlass: Grunzen, Augenverdrehen oder theatralisches Nach-Luft-Schnappen sind keine zugelassenen Antworten. ☺

Diese Übung kann euch sehr berühren und ist eine große Herausforderung, denn oft hören wir unserem Partner nur zu, um ihm zu antworten oder ihn zu verbessern. Wir sollten aber lernen, zuzuhören, um zu verstehen. Seid nicht enttäuscht, wenn es nicht direkt klappt (oder nur mit Grunzen oder Schnappatmung). Versucht es dann einfach ein wenig später noch einmal und trefft euch für diesen Moment im Hier und Jetzt. Es kann magisch sein. Und sehr heilsam.

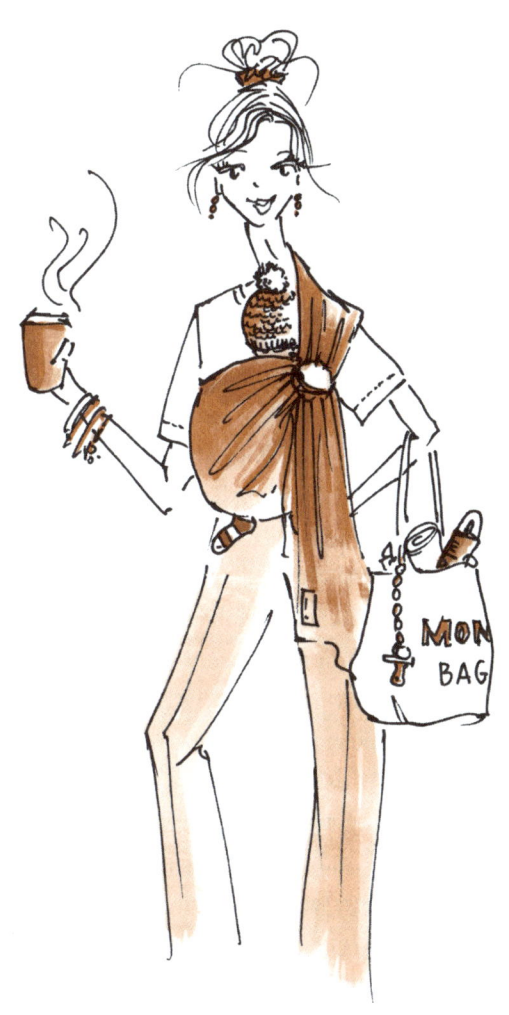

Wir öffnen unseren Muttermund: Der selbstbestimmte Weg

Mit der patriarchalen Geburtshilfe zu mehr Sicherheit beim Gebären.
Sicher?

Im letzten Kapitel haben wir gelernt, wie wir uns unseren Partnern wieder annähern können. Um unsere Sorgen zu teilen und unsere Unterschiede als Chance für einen gemeinsamen Weg zu sehen. Nun wollen wir das heimische Wohnzimmer verlassen und diese Annäherung auch auf gesellschaftlicher Ebene versuchen. Dafür schauen wir uns mal den Platz der Mütter in unserer Gesellschaft genauer an.

Hast du manchmal auch das Gefühl, einem Müttermythos ausgeliefert zu sein, während dir die ganze Welt dabei zuschaut? Wir Frauen scheinen doch bereits mit dem positiven Schwangerschaftstest Personen des öffentlichen Lebens zu werden. Uns an den Pranger zu stellen, uns zu kritisieren und uns ungefragt zu beraten, scheint völlig in Ordnung oder sogar gesellschaftlich erwünscht zu sein. Denn wir tragen und gebären ja schließlich die Kinder der Gesellschaft. Bedauerlicherweise können wir dieses Mandat des Müttermythos in etwa so gut ablegen wie unser schlafendes Baby während eines Wachstumsschubs – nämlich überhaupt nicht. Denn dieses Bild von uns Müttern ist nicht unsere Sache, sondern eine kulturelle Angelegenheit. Und die Tatsache, dass wir Mütter in der Gesellschaft am stärksten beobachtet und kontrolliert werden, macht auch vor der Kreißsaaltür nicht Halt.

Gebären unter männlicher Kontrolle

Während das Gebären vor ein paar hundert Jahren noch eine reine Frauendomäne war, wurden in Zeiten der Aufklärung die Chirurgen dazugeholt. Der Name »Chirurg« kommt im Übrigen aus dem Griechischen (*cheirourgós*) und bedeutet übersetzt »Handwerker«. Der Gebärstuhl wurde vom Bett abgelöst, die Frau gebar plötzlich nicht mehr in einer knienden, stehenden oder hockenden Position, sondern in Rückenlage. Eine Haltung, wie sie für das Gebären wohl kaum unnatürlicher und unphysiologischer sein könnte. »Das Becken kann sich nicht öffnen, wie es muss. Das heißt, dass der Kindskopf dort einfach nicht durchtreten kann, weil der Platz limitiert ist.«[26] Die Ärzte hatten damit aber einen umfassenderen Blick auf das Geburtsgeschehen. Es ist eine Gebärkultur, die uns Frauen von einer patriarchalen Gesellschaft übergestülpt wurde. Glücklicherweise spüren wir hier mittlerweile eine Gegenbewegung. Wenn sie auch längst überfällig ist, so sind wir wirklich begeistert, dass es zum ersten Mal eine medizinische S3-Leitlinie für vaginale Geburten am Termin gibt. Hier wird unter anderem empfohlen, dass die Gebärende zu jeder Zeit ermutigt und unterstützt werden soll, die für sie angenehmste Position einzunehmen. Bis dies in den Köpfen aller Beteiligten ankommt, wird es aber vermutlich noch eine Weile dauern.

Die moderne Frau gebärt heute noch immer häufig in genannter Rückenlage im Krankenhaus, bestenfalls mit ein paar wenigen Presswehen ohne großartige Verzögerung. Ist die Frau nicht fähig, allein zu gebären, hilft der Mediziner mit einem Potpourri an Interventionsmöglichkeiten rasch nach. Nach drei Tagen verlässt die Mutter dann mit einem seligen Lächeln das Krankenhaus und gibt sich fortan liebevoll für ihr Kind auf. Ironie aus.

Natürlich ist dies etwas überspitzt dargestellt und der Umkehrtrend macht sich nach und nach bemerkbar. Wenn wir uns aber zum Beispiel Kinderbücher zum Thema anschauen, dann finden wir auch dort häufig noch die Mama, die im Krankenhaus mit schmerzverzerrtem Gesicht in Rückenlage ihr Baby bekommt, an ihrer Seite vielleicht sogar noch der weise lächelnde Arzt im weißen Kittel. Oder denken wir an all die TV-Produktionen, wo der schwangeren Frau mitten in der Besprechung oder an der Kasse bei Edeka die Fruchtblase platzt. Nur wenige Sekunden später schreit sie auf, krümmt sich vor Schmerz, der panische Ehemann fährt sie im Eiltempo in die Klinik, wo sie dann kurze Zeit später mit einem klinisch reinen, circa sechs Monate alten, properen Baby glückselig im Krankenhausbett liegt. Nur nebenbei bemerkt erweckt die Vorstellung, so ein sechs Monate altes Kind gebären zu müssen, bei uns durchaus den dringenden Wunsch nach medizinischer Hilfe.

Wir tragen noch immer die Wunden unserer Mütter

Ein weiterer Nährboden für den Gebärmythos, unter dem wir so sehr leiden, liefert die Tatsache, dass wir in der Vergangenheit von unseren Müttern nur wenig über unsere eigenen Geburten erfahren haben. Wenn, dann hieß es nur kurz und knapp, dass die Geburt furchtbar wehtat oder schrecklich lange dauerte. Manchmal waren ihre Traumata offensichtlich auch so groß, dass sie gar nicht darüber sprachen. In Anbetracht der Umstände, in denen diese Müttergeneration ihre Kinder bekam, durchaus nachvollziehbar. Hellgrelle Räume, kein Essen, kein Trinken, zum Teil keine Partner erlaubt. Nach der Geburt kamen die Babys in die Säuglingszimmer und wurden der Mama nur zu bestimmten Zeiten zum Füttern gebracht. Erdrückend, wenn wir nur daran denken. Bei der Recherche zu diesem Buch stellten wir fest, dass nur sehr wenige Frauen unserer Generation von ihren Müttern positive Gefühle zum

Thema Geburt mitbekamen. Oder überhaupt irgendwelche Gefühle. Ein gutes Geburtserlebnis kann uns Frauen aber unglaublich stark machen. Es kann unser Selbstbild auf eine unwiderrufliche Art und Weise prägen – und zwar positiv. Das Ziel sollte es sein, dies unseren Töchtern zu vermitteln. Selbst wenn wir es vielleicht nicht aus eigener Erfahrung wiedergeben können, weil wir eben nicht die selbstbestimmte Geburt hatten, die wir uns so sehr wünschten. Dennoch hilft es ungemein, unseren Kindern gegenüber immer wieder auch die Möglichkeit einer friedlichen Geburt zu erwähnen. Und das beginnt schon, wenn wir Bücher oder Filme kommentieren und sagen: »So muss es nicht sein.« Für uns ist dies ein kleiner Schritt, für unsere Töchter kann es aber eine großartige Veränderung bedeuten.

Wir stehen definitiv schon am Anfang eines Wandels, dennoch sind wir noch lange nicht da angekommen, wo die Bedürfnisse und Wünsche der Mütter im Mittelpunkt stehen. Es ist mitunter schwierig, aus dieser Reihe an gesellschaftlichen Anforderungen und Erwartungen zu tanzen, aber unentbehrlich. Machen wir uns zunächst einmal ein Stück weit kompetent und schauen uns die Geburt noch einmal näher an.

Die Geburt: Ein völlig natürliches Ereignis

Um Schwangerschaft und Geburt zu verstehen, müssen wir uns ein paar Gegebenheiten bewusst machen. Jeder Mensch wird bereits mit einer biologischen Fortpflanzungsfunktion geboren. Unabhängig davon, ob wir uns später für Kinder entscheiden oder nicht, sind schon beim sechzehn Wochen alten Fötus die Geschlechtsorgane mit all ihren Funktionen angelegt. Der weibliche Fötus hat bereits Eier in den Eierstöcken. Frauen kommen sozusagen schon mit einer »Gebärfunktion« auf die Welt.[27] Ganz so einfach ist es jedoch nicht, diese auch aktiv werden zu lassen. Denn wir sind zusätzlich mit einem ziemlich großen Grübelhirn ausgestattet, das selten Ruhe zu geben scheint. Unser Kopfkino läuft ständig und es fällt uns schwer, in dieser durchstrukturierten und rationalen Welt unseren Urinstinkten freien Lauf zu lassen. So kommt es vor, dass wir bei der Anmeldung zum Kreißsaal wehenveratmend nicht nur den Mutterpass auf die Theke legen, sondern auch unsere Eigenverantwortung. Und oft liegt hier schon ein großes Missverständnis zwischen uns und dem Personal vor. Denn wir kommen in die Klinik und treffen auf eine Hebamme, die uns nun die nächsten Stunden betreut. Wir freuen uns, wenn uns die Hebamme sympathisch ist. Denn schließlich soll sich diese Frau ja um unsere Geburt kümmern. Die Hebamme ihrerseits aber erwartet möglicherweise, dass die werdende Mutter selbstbestimmt und aktiv gebärt.[28] Das heißt wir geben unsere Verantwortung (auch die unserer Gebärmutter) an eine Person ab, die diese möglicherweise gar nicht übernehmen will. Aber warum ist das so?

Safety first

Unsere Gesellschaft scheint ein ziemlich hysterisches Verhältnis zur Geburt zu haben. Das Gebären wird als gefährlich betrachtet beziehungsweise als ein Prozess, der unter medizinischer Beobachtung passieren muss, weil überall Komplikationen lauern. Und ja, in der Tat sank die Sterblichkeit von Baby und Mama nach der Verlegung der Geburten in die Krankenhäuser dramatisch. Dies ist aber nicht der alleinige Faktor für diese positive Entwicklung. Der Schrecken und die Gefahr der Geburt nahm vor allem auch aufgrund der großen sozialen Fortschritte des 20. Jahrhunderts ab und nicht nur aufgrund kompetenter (männlicher) Chirurgen. Die Entdeckung des Penicillins zum Beispiel setzte dem gefürchteten Kindsbettfieber ein Ende. Die eingeführte Vitamin-D-Prophylaxe beugte Rachitis vor und die Entdeckung der Blutgruppen machte dank der nun möglichen Blutbanken die Verblutung bei der Geburt fortan zu einem sehr seltenen Ereignis.[29]

Darüber wird allerdings wenig gesprochen. Wir reden von Sicherheit in der Klinik und Risikominimierung. Und sprechen uns damit unsere ureigene Gebärfähigkeit ab. Natürlich gilt das nur für gesunde Schwangere, das ist klar. Aber die meisten von uns sind das.

Während es früher nicht infrage gestellt wurde – auch mangels Alternativen –, dass die Frauen ihre Kinder zu Hause bekamen, wird dies heute von der Allgemeinheit als potenziell gefährlich betrachtet. Dabei verlaufen Geburten und Entbindungen in den allermeisten Fällen problemlos ab[30] – wenn auch nicht linear nach einem Lehrbuch. Der Geburtsverlauf in der Klinik unterliegt so vielen Standards und Richtlinien, die uns niemals gerecht werden können, sind unsere Geburten doch alle einzigartig wie wir selbst.

Wir brauchen Geburtsbegleitung, keine Geburtshilfe!

Wir brauchen die Geburtshilfe also in einem anderen Sinne, als wir sie in den letzten Jahrzehnten erlebt haben. Wir brauchen sie als Unterstützung. In manchen Fällen geht es leider um Leben und Tod und dann sollen die Mediziner auch an unserer Seite sein und helfen. Dafür sind wir unendlich dankbar. Aber wir Frauen möchten wieder den Raum zurück haben, der uns gehört. Unsere Selbstbestimmung, unsere Entscheidungen. Und die wollen wir ganz ohne Kampf fällen. Hierfür müssen wir manche Dinge klären, denn dieses Machtgefälle im Kreißsaal zwischen uns Gebärenden und den Medizinern lässt sich nur lösen, wenn wir uns aktiv die Macht zurückholen, denn »die anderen« werden sie uns nicht abtreten. Und hier unterstellen wir keinerlei böse Absicht. Verantwortung abzugeben ist immer unheimlich schwer, jeder möchte seinen Teil dazu beitragen, dass es am Ende gut wird. Nahezu unmöglich ist es sogar, wenn unser Gegenüber verunsichert ist. Es liegt also an uns Frauen, kompetent und stark zu werden.

Wir müssen unsere Stärke zurückerobern und den anderen auch wieder zeigen. Begegnen wir der Geburtsmedizin doch ein bisschen so wie Johnny Castle in »Dirty Dancing«, als er zu Baby sagte: »Das ist mein Tanzbereich. Und das ist dein Tanzbereich!« Wir wollen das Ding ja gar nicht allein rocken. Nur wenige von uns träumen vermutlich von einer Alleingeburt in einer Bucht in der Südsee. Wir wünschen uns einfach, selbstbestimmt unser Kind zu bekommen. Und mündig zu bleiben.

Die selbstbestimmte Gebärende.
Auf dem Weg in eine muttermündige Zukunft

Zum Thema Muttermündigkeit haben wir mit Professor Dr. Sven Hildebrandt gesprochen. Er ist niedergelassener Gynäkologe, Professor für Frauenheilkunde und Geburtshilfe an der Hochschule Fulda sowie Präsident der Akademie für individuelle Geburtsbegleitung in Dresden, wo er neben seiner Praxis auch ein Geburtshaus leitet.

Herr Professor Hildebrandt, unsere Geburtsmedizin ist auf einem sehr hohen wissenschaftlichen Niveau. Sollten wir hier als Gebärende nicht auch ein Stück weit loslassen und auf die kompetente Geburtshilfe in den Kliniken vertrauen?

Ich sage immer, dass jede Frau auf ihrer Festplatte im Gehirn drei Programme vorinstalliert hat: Schwangerschaft.exe, Geburt.exe und Stillen. exe. Das sind archaische Programme, die schon seit ihrer Zeugung existieren und im Prinzip automatisch aktiviert werden, wenn die Frau schwanger ist, wenn sie gebärt und wenn sie stillt. Diese Programme schwirren jedoch schon so lange im World Wide Web herum, dass sie durch Spam und Cookies blockiert werden. Die Aufgabe einer guten Geburtsvorbereitung und Schwangerschaftsbetreuung besteht nun lediglich darin, diese archaisch vorinstallierten Programme wieder ins Laufen zu bringen, denn dann funktionieren sie auch.

Der zweite Punkt, den ich für sehr wichtig erachte, ist: Wenn man eine gesunde Frau, die ein gesundes Kind in sich trägt, beim Gebären nicht stört, dann wird die Geburt gelingen. Das bedeutet, die Aufgabe vom Betreuungssystem besteht eigentlich nur darin, die Frauen rauszufischen, bei de-

nen entweder diese archaischen Programme blockiert sind oder bei denen eine Krankheit oder eine Störung vorliegt. Ich möchte das am Beispiel einer Geburtseinleitung verdeutlichen. Denn hier versteht die moderne Geburtshilfe ihren Auftrag falsch, wenn sie sagt: »Du bist 41+3 SSW, dein Kind muss jetzt raus.« Eine gute Geburtshilfe muss vielmehr achtsam das Kind erkennen, das raus will, aber nicht kann aufgrund einer Blockade, die den natürlichen Geburtsbeginn verhindert. Diese Kinder müssen wir erkennen. Und das kann man auf die gesamte Geburtshilfe übertragen. Unsere Aufgabe ist es nicht, der Frau zu helfen, deswegen ist eigentlich der Begriff Geburtshilfe an sich schon problematisch. Unsere Aufgabe ist vielmehr, die Frau auf ihrem Weg zu begleiten. Und zu erkennen, wenn etwas im biologischen System »Mutter-Plazenta-Kind« nicht so funktioniert, dass diese archaischen Programme ablaufen können. Das können emotionale Blockaden sein, aber auch Erkrankungen bei Mutter oder Kind. Diesen Frauen müssen wir mit medizinischer Kompetenz beistehen.

Ein anderes Beispiel ist die Wehenschwäche in der Latenzphase. Die Frau hat einen Blasensprung, die Geburt beginnt ganz zögerlich. Unsere Aufgabe ist nun nicht zu sagen: »Jetzt muss die Geburt losgehen«, sondern die Situation zu verstehen. Zu unterscheiden, ob das nun eine Blockade ist oder ob das Ganze durchaus einen Sinn hat. Zum Beispiel wenn die Frau nach einem Kaiserschnitt wieder gebärt und die Gebärmutter unter der Geburt überlastet ist. Dann kann es vorkommen, dass die Gebärmutter die Dynamik rausnimmt, weil sie die Gefahr einer Ruptur erkennt. Und dann ist es hier natürlich nicht unsere Aufgabe, die Wehen zu verstärken. Wenn wir uns als Begleiter der Geburt sehen und nicht als die Leitung, dann wird die Geburt sicherer sein. Das Programm hierfür ist da.

Wie kam es dazu, dass die Geburtshilfe diese Leitung übernommen hat?

Das ist historisch gewachsen. Eigentlich sind wir ja mit dem Verständnis groß geworden, dass die Geburt ein Naturvorgang ist. Und letzten Endes waren die Menschen vor dreihundert Jahren dazu gezwungen, diesem Verständnis der natürlichen Geburt zu folgen. Aus meiner Sicht ist dieser Wandel in der Geburtskultur letzten Endes auf die Religion zurückzuführen beziehungsweise auf das Wegfallen ebendieser in der Zeit der Aufklärung. Davor übernahm die Religion eine Art soziale Schutzhülle des Menschen. Sehr stark banalisiert bedeutet das: Wenn im Mittelalter ein Kind verstorben ist, so war das natürlich furchtbar, aber für die Betroffenen schien es damals »Gottes Wille« zu sein. In der Zeit der Aufklärung brach die Religion als zentrale Schutzfunktion weg. Diese Funktion musste dann von einem anderen Medium eingenommen werden – das war die Medizin. Das medizinische Schutzversprechen trat also an die Stelle des göttlichen Schutzversprechens. Früher hieß es ganz salopp: »Geh zur Beichte, tue Buße, dann kommst du in den Himmel.« Heute heißt es: »Geh zur Vorsorgeuntersuchung und lass dir von mir helfen, dann kriegst du ein gesundes Kind.« Das heißt, die Medizin bekam die Missstände während der Geburt durch Intervention in den Griff. Und das war zunächst einmal ein gesunder Prozess. Die Geburt wurde wesentlich sicherer. Die gigantische Mütter- und Kindersterblichkeit war für den modernen, aufgeklärten Menschen nicht akzeptabel und der Griff zur Medizin ein soziokulturell völlig logischer.

Heute müssen wir jedoch erkennen, dass dieses Paradigma der medizingeleiteten Geburtshilfe, das uns zweihundert Jahre sehr gut begleitet hat, an seine Grenzen stößt. Weil es auch automatisch ein patriarchales Paradigma war. Es war von Ärzten gemacht und Ärzte waren damals Männer. Das patriarchale Denken gestaltete die Geburtshilfe ganz maßgeblich. Heute leben wir aber in einer Zeit, in der wieder weibliche Werte eine größere Rolle spielen – ich nenne es Friedenskultur.

Das erkennt man auch wunderbar an der Rolle der Männer. Der Mann ist ein anderer geworden, weicher, weiblicher. Er interessiert sich für die Schwangerschaft, er geht mit zur Geburt, er nimmt Elternzeit. Das ist für unser soziokulturelles Zusammenleben von gigantischer Bedeutung. Denn in dieser weiblicheren Welt haben die patriarchalen Muster in der Geburtshilfe nichts mehr zu suchen. Das begann schon vor dreißig Jahren, als die Frauen aufstanden und ein Rooming-in verlangten oder dass ihr Mann bei der Geburt dabei sein konnte. Sie wollten nicht mehr diese operationsähnlichen Kreißsäle und forderten sukzessive ein anderes Verständnis der Geburt ein. Und das erleben wir heute auch ganz deutlich. Die Frauen wehren sich gegen diese patriarchalen Übergriffe während der Entbindung, sie wollen eine respektvolle Geburt und dass diese archaischen Dinge, die in ihnen angelegt sind, wieder Raum bekommen. Und genau das will die sogenannte beziehungsgeleitete Geburtshilfe, das dritte und neue Paradigma. Das erleben wir gerade.

Zur Verdeutlichung der drei Paradigmen: Der Glaubenssatz der naturgeleiteten Geburtshilfe vor dreihundert Jahren war: »Die Geburt ist ein auf Erfolg ausgerichteter Naturvorgang.« Er wurde abgelöst von dem der medizingeleiteten Geburt: »Die Geburt ist potenziell gefährlich und kann nur durch medizinische Intervention beherrscht werden.« Der heutige beziehungsgeleitete Ansatz ist: »Die Stabilität des psychosozialen Beziehungs- und Bindungssystems der Frau ist der wichtigste Sicherheitsfaktor der Geburt.« Und das auf jeder Ebene. Die Frau braucht zu sich selbst und zu ihrem Kind eine gute Beziehung, der Mann braucht eine gute Beziehung zu dem System Mutter-Kind, die Hebamme zur Familie, die Ärzte zu diesem beziehungsgeleiteten Ansatz und natürlich auch die Gesellschaft zur Geburt an sich.

Diesen Wandel spüren wir in der Tat ganz deutlich. Fakt ist aber auch, dass in den Kreißsälen ganz oft eben doch noch diese patriarchalen Muster des medizingeleiteten Ansatzes dominieren. Was kann die Gebärende hier tun?

In der Tat muss sich die Qualität der Schwangerenbetreuung gravierend verändern. Das wird allerdings nicht von den Ärzten kommen und auch nicht von den Hebammen. Vor einigen Jahren wurde mir klar, dass dies vom Schwangerenpaar ausgehen muss. Was wir tun können, ist, die werdenden Eltern kompetent zu machen. Die Mutter, aber auch den Vater. Zum Beispiel in Form von Väterabenden, wie ich sie vierteljährlich abhalte. Die Männer stellen sich dann tatsächlich schützend vor die Frau, wenn sie jemand vaginal untersuchen will. Diese Kompetenz müssen wir auch bei den Frauen erreichen. Sie müssen wissen, wo Verstöße stattfinden gegen die Grundregeln einer beziehungsbasierten, wertschätzenden Geburt. Dies kann nur durch gute Vorbereitung der Frauen erreicht werden. Dann gehen sie mündig in die Geburt und können beispielsweise schon vorab bei der Anmeldung in der Klinik klarmachen: »Ich wünsche keine vaginalen Untersuchungen in der Latenzphase.« Oder: »Ich möchte keine Wehenmittel, nur weil die Wehen nicht stärker werden.« Die Frau muss Hebamme und Mediziner auf den Platz verweisen, auf den sie gehören. Wir werden nicht zurücktreten, wir werden immer eine Geburtsleitung oder eine Geburtshilfe durchführen. Die Frau selbst muss an den Punkt kommen, wo sie sagt: »Ich brauche höchstwahrscheinlich keine Hilfe. Es ist aber gut, dass ihr bei mir seid, weil ich Begleitung brauche. Ich brauche jemanden, der mir Orientierung gibt, wenn ich nicht weiterweiß. Und der helfend zur Seite steht, wenn es eine Blockade gibt. Dafür brauche ich euch und dafür danke ich euch.«

Es liegt an der Frau, die Ärzte und Hebammen wieder auf diesen Platz zu bringen. Was sicher nicht immer leicht sein wird, da manches, was im Kreißsaal geschieht, auch ein Machtspiel ist. Das darf natürlich nicht sein und wir müssen demütig an den Platz gehen, an den wir gehören: die Frau begleiten, im Falle einer Regelwidrigkeit sofort da sein und ihr helfen.

Welche Herangehensweise legen Sie Ihren Schwangeren bei der Wahl des Geburtsorts nahe?

Die Frauen schauen sich häufig verschiedene Kliniken oder auch Geburtshäuser an, sie hören Vorträge oder überlegen sich, ob sie das Kind zu Hause bekommen möchten. Ich würde da anders herangehen und erst mal meine Bedürfniswelt erkunden.

Ich rate den Frauen dann Folgendes: Nimm dir ein leeres Blatt Papier und entwirf dir dort den Geburtsort, den du dir wünschst. Welche Kriterien sind dir wichtig? Das ist natürlich völlig individuell. Der einen ist wichtig, dass es immer dieselbe Hebamme ist, die sie betreut. Eine andere möchte auf jeden Fall einen Kinderarzt in der Nähe wissen.

Wenn die Frauen all diese Bedürfnisse aufschreiben und sie priorisieren, können sie im Anschluss ihre Angebote mit ihren Wünschen vergleichen und sehen, an welchem Geburtsort alle oder die meisten ihrer Bedürfnisse erfüllt werden.

Dein Geburtsort

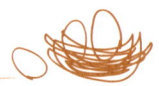

Inspiriert von Herrn Professor Hildebrandt haben wir in Zusammenarbeit mit der zertifizierten Doula Natalia Lamotte eine Übung für all jene Frauen erarbeitet, die bei einer nächsten Geburt ganz bewusst den für sie optimalen Ort der Entbindung finden wollen.

1. Schritt

Nimm dir dafür ein leeres Blatt Papier und mal dir in deiner Vorstellung den Ort aus, an dem deine nächste Geburt stattfinden soll. Was brauchst du, damit du dich wohlfühlst? Was darf nicht fehlen?

Sollte es dir schwerfallen, deine Bedürfnisse in Worte zu kleiden, schau dir die folgende Bedürfnisliste an. Kreise spontan sieben der Bedürfnisse ein, die für dich zu einem idealen Geburtsort gehören. Nimm die, bei denen du sofort ein warmes Gefühl im Bauch hast.

Selbstbestimmtheit	Geborgenheit	Wertschätzung
Verständnis	Fürsorge	Entspannung
Sicherheit	Sauberkeit/Hygiene	Achtsamkeit

Respekt	Natürlicher Ablauf	Erholung
Unterstützung	Empathie	Raumausstattung
Vertrautheit	Flexibilität	Aufklärung / Information
Ruhe/Ungestörtheit	Entlastung	Anwesenheit eines Kinderarztes
Schutz	Leichtigkeit	Eins-zu-eins-Betreuung
Ordnung	Beständigkeit	Schmerzlinderung
Schönheit	Verpflegung	Minimale Intervention
Selbstwirksamkeit	Individualität	Geduld
Freiheit	Gemeinschaft	Herzlichkeit
Verantwortung	Fairness	Privatsphäre
Stabilität	Emotionale Wärme	Intimität

2. Schritt

Schreib nun die eingekreisten Bedürfnisse untereinander auf dein Blatt Papier, dabei spielt die Reihenfolge erst mal keine Rolle.

3. Schritt

Nun kannst du deine sieben Bedürfnisse priorisieren. Starte beim ersten Bedürfnis auf deiner Liste und wäge es gegenüber dem zweiten ab. Ist dir das erste Bedürfnis wichtiger als das zweite? Dann mach einen Strich neben dem ersten Bedürfnis. Wenn dir aber das zweite Bedürfnis wichtiger ist, dann mach dort einen Strich. Als Nächstes vergleichst du das erste Bedürfnis mit dem dritten, dann mit dem vierten, bis du mit allen sieben durch bist. Danach startest du die Priorisierung mit dem zweiten Bedürfnis und vergleichst es gleich mit dem dritten (denn mit dem ersten hast du es bereits verglichen), anschließend mit dem vierten und so weiter. Fahre für die anderen Bedürfnisse genauso fort, bis du all deine Bedürfnisse gegeneinander abgewogen hast. Insgesamt müssen es nun einundzwanzig Striche sein.

4. Schritt

Picke nun die drei Bedürfnisse mit den meisten Strichen heraus und schreib sie nebeneinander auf dein Papier. Dies sind deine Leitbedürfnisse für eine selbstbestimmte Geburt. Nutze sie als Kompass für die unterschiedlichen Geburtsorte, die dir zur Verfügung stehen (beispielsweise Krankenhaus A, Krankenhaus B, Geburtshaus, dein Zuhause, Bucht in der Südsee ☺). Wo werden deine Leitbedürfnisse gar nicht, teilweise oder vielleicht sogar ganz erfüllt? Mach dir dazu am besten eine Tabelle, wie du sie in der folgenden Illu siehst. Um das Ganze noch etwas klarer zu machen, zeigen wir dir hier das bereits ausgefüllte Papier von Doula Natalia, Mama von drei Kindern.

Vertrautheit　(IIII)
Ruhe / Ungestörtheit　I
Selbstwirksamkeit　III
Natürlicher Ablauf　(IIIII)
Individualität
Minimale Intervention　III
Privatsphäre　(IIIII)

Leitbedürfnisse?!
1. Vertrautheit
2. Natürlicher Ablauf
3. Privatsphäre

	Vertrautheit	Natürlicher Ablauf	Privatsphäre
Geburtshaus	?	√	X
Zu Hause	√	√	√
Wunschklinik	X	√	X
Klinik in kürzester Entfernung	X	X	X

Gedankenausflug Hausgeburt.
Was ist daheim eigentlich anders?

Wie bei der letzten Übung zu sehen war, entschied sich Natalia nach zwei Klinikgeburten beim dritten Mal für eine Hausgeburt. Über diese Geburt in den eigenen vier Wänden hat sie mit uns gesprochen. Wir sind uns nicht ganz sicher, wer bei den Erzählungen mehr Tränen verdrückte …

Natalia: »Als ich mit meinem dritten Kind schwanger wurde, war mir relativ schnell klar: Diese Geburt sollte anders werden als die zwei davor. Es sollte ein schönes Erlebnis in meiner vertrauten Umgebung werden, ohne dass mich dabei jemand von außen stören könnte. Allein mit meinem Mann und einer Hebamme, die nur für mich da sein würde. Und es war genau die richtige Entscheidung. Ich habe es vorab nur sehr wenigen Menschen erzählt, weil ich mir diese zaghafte Entscheidung nicht durch ihre Ängste kaputt machen wollte. Denn ich hatte selbst auch großen Respekt davor. Aber der Mut, an meine eigene Stärke zu glauben und das Vertrauen in so etwas Naturgegebenes und Ursprüngliches wie die Geburt eines Menschen haben sich gelohnt. Im Mutterpass und im U-Heft meines Kindes steht nun für immer: »Wunderbare Hausgeburt aus eigener Kraft«. Und ganz genau so habe ich das empfunden. Dieser Satz fühlt sich auch zwei Jahre später noch an wie eine warme und herzliche Umarmung.

Ich hatte schon viele Stunden Wehen, meine Hebamme rief ich erst relativ spät dazu. Sie kam leise herein, hörte kurz nach dem Kind und hielt sich dann wieder im Hintergrund. Unsere Blicke kreuzten sich einmal voller Enthusiasmus, weil es endlich soweit war, und dann tauchte ich wieder ab. Ihre Anwesenheit gab mir einerseits viel Sicherheit und andererseits die Möglichkeit, ganz bei mir zu sein. In welcher Position auch *immer. Die Wehen waren bis auf die letzten Minuten der Eröffnung sehr erträglich und in den Pausen konnte ich gut Kraft sammeln, sodass ich einmal fast kurz zu träumen begann. Irgendwann bat ich meinen Mann, den ohnehin schon sehr abgedunkelten Raum noch dunkler zu machen, noch kleiner. Kein Licht sollte mehr brennen, es schien meine Schmerzen zu verstärken. Es sollte alles ganz eng sein, am liebsten wäre ich in eine Höhle gekrochen.*

Natürlich war es zum Schluss dann sehr anstrengend und meine Hoffnung, dass es zu Hause vielleicht weniger wehtäte, wurde nicht ganz erfüllt. Draußen wehte ein starker Sommersturm und er kam, zumindest gefühlt, auch einmal über mich. Aber ich konnte mit dem Schmerz um Welten besser umgehen, da ich auf meine direkte Umgebung und auf meinen Körper Einfluss nehmen konnte. Keiner wollte etwas von mir. Ich musste nicht sprechen, noch nicht einmal zuhören. Völlig selbstbestimmt brachte ich meinen Sohn auf die Welt.

Irgendwann kamen dann auch meine zwei Großen dazu. Sie hatten mit der Oma in einem anderen Raum geschlafen und wurden vom ersten Babyschrei geweckt. Da war er nun endlich, der kleine Bruder, mitten in unserem Wohnzimmer bei Sonnenaufgang. Meine Hebamme duschte mich, mein Mann schmierte mir Brote. Ich fühle mich in dem Moment so wunderbar leicht, umsorgt und geliebt. Irgendwann legten wir uns alle zusammen schlafen und starteten in ein Wochenbett, das nicht zu vergleichen war mit meinen vorherigen.«

Während unserer Schwangerschaften war eine Hausgeburt nie wirklich eine Option. Insbesondere bei unseren ersten Kindern war die Gynäkologin beziehungsweise der Gynäkologe Ansprechpartner Nummer eins. Eine Geburt zu Hause? Viel zu unsicher! Und daheim zu gebären ist schon auch ziemlich esoterisch angehaucht, oder etwa nicht? Geburten gehören ins Krankenhaus. Wir wollen doch die bestmögliche medizinische Versorgung für das Ungeborene und für uns.

Im Laufe der Zeit wurden wir mit solchen Aussagen etwas kleinlauter. Beide haben wir unsere eigenen prägenden Geburtserfahrungen in der Klinik gemacht und überdies viele Berichte von Freundinnen gehört. Und auch bei der Recherche für dieses Buch mussten wir oft schlucken. Ist ein Krankenhaus wirklich immer und für alle Frauen der richtige Ort für eine Geburt? Manche Frauen entscheiden sich ganz bewusst für einen Kaiserschnitt und der findet natürlich in der Klinik statt. Und die meisten fühlen sich im Krankenhaus einfach sicherer als im Geburtshaus oder daheim. All dies ist völlig nachvollziehbar, wenn die Entscheidung dazu informiert und selbstbestimmt getroffen wurde. Aber dabei sollte dann auch die Hausgeburt unvoreingenommen betrachtet werden. Sie verliert auch schon ein wenig von der Alarmstufe Rot, wenn wir uns bewusst machen, dass jede Hausgeburt vorab zahlreiche Kriterien erfüllen muss. Sie ist also ohnehin nur eine Option für Schwangere ohne besondere Risiken oder Vorerkrankungen. Die Frauen werden darüber vollumfänglich aufgeklärt und auch im Verlauf der Schwangerschaft wird immer wieder neu geprüft, ob eine außerklinische Geburt tatsächlich möglich ist. Generell können natürlich auch alle Geburten, die daheim oder im Geburtshaus beginnen, jederzeit (auch ohne Notsituation) ins Krankenhaus verlegt und dort vollendet werden.

Natalia entschied sich für eine Hausgeburt, weil ihre drei Leitbedürfnisse Vertrautheit, natürlicher Ablauf und Privatsphäre nach der Geburt für sie nur zu Hause erfüllt werden konnten. Nur dort hatte sie die Privatsphäre, die sie so sehr brauchte für ein schönes Geburtserlebnis.

Deine Bedürfnisse.
Deine Geburt!

Wir Frauen sind alle unterschiedlich. Manche schaffen es, sich im vorherrschenden Klinikambiente zu entspannen und loszulassen. Weil ihr oberstes Bedürfnis nach Sicherheit hier befriedigt wird. Andere fühlen sich am selben Ort vielleicht völlig entblößt und verunsichert. Die direkte Nähe zu einer Kinderintensivstation mag für die eine absolute Priorität haben, die andere hat damit möglicherweise bereits schlechte Erfahrungen gemacht, weil sich ihr Baby im Nachhinein bestätigt als gesund erwies, aber nach der Geburt nicht neben ihr im Wärmebettchen mit mobilem Überwachungsgerät liegen durfte, sondern zur Beobachtung auf die Neonatologie gebracht worden war. Hochtechnologische Geburtskliniken sind Fluch und Segen und es liegt manchmal nur ein schmaler Grat dazwischen.

Geburtsvorbereitung mit Höhepunkt: Die Klinikbesichtigung

Eine Geburt ist vergleichbar mit Sex. Und nein, auch hier wird es jetzt nicht esoterisch. Aber wir vergessen manchmal, dass wir zur Geburt unserer Kinder völlig loslassen müssen. Im Krankenhaus liegen wir zumindest gegen Ende in der Regel auf dem Rücken, Augen und Hände unbekannter Personen ständig auf und in unserem Intimbereich. Wären wir im Normalfall, also ohne Wehenschmerz, in dieser Situation annähernd entspannt? Wären wir ganz bei uns und könnten unseren Kopf ausschalten? Könnten wir uns hier einen Orgasmus vorstellen? Nein, vermutlich nicht. Vielleicht sollten wir also in Zukunft mit dieser Frage im Hinterkopf zu unseren Kreißsaal-Besichtigungen gehen. Und den Fokus nicht auf die High-Tech-Ausstattung oder die gebärmutterroten Wände legen. In den meisten gängigen Geburtsvorbereitungen oder auch Büchern zur Vorbereitung auf die Geburt wird der Geburtsort leider kaum oder nur oberflächlich berücksichtigt.[31]

Der international bekannte französische Arzt und Geburtshelfer Michel Odent nennt ein Wort, welches das grundlegende Bedürfnis aller Säugetiere in der Phase um die Geburt umfasst: *Privacy*, also die Privat- beziehungsweise Intimsphäre.[32] Um dieses Gefühl von Privacy zu erreichen bedarf es folgender Kriterien:

- Ein vertrauter Ort. Ein Platz, wo sich die Gebärende sicher und geborgen fühlt. Von Bedeutung sei auch die Größe des Zimmers. In einem kleinen Raum entwickelt sich eher ein Gefühl von Privacy als in einem großen.
- Vertraute Menschen. Wir fühlen und verhalten uns anders in der Gegenwart fremder Menschen als mit vertrauten Angehörigen. Und noch mal anders, wenn wir allein sind.
- Dunkelheit. Das kennt jede von uns. Wir können mit vielen Menschen zusammen sein und wenig Privatsphäre haben. Wenn es allerdings dunkel wird, fühlen wir uns weniger beobachtet.

Wie bringen wir Privacy in die Klinik?

Noch ist eine Art zu entbinden, bei der diese Faktoren berücksichtigt werden, in unseren Breitengraden leider selten in der Praxis zu finden. Und auch eine Hausgeburt ist nicht jederfraus Sache und das ist absolut okay. Nachdem wir nun aber wissen, dass eine jede von uns für Schwangerschaft, Geburt und Stillen archaische Programme in sich trägt, die lediglich aktiviert werden müssen, und wir außerdem unsere Leitbedürfnisse während der Geburt identifiziert haben, so müsste es doch möglich sein, ein Stück Privacy und Selbstbestimmung, die wir daheim haben, mit in die Klinik zu nehmen. Selbstbestimmt kann dabei sowohl eine vaginale Geburt ohne jegliche Intervention sein, es kann aber auch ein Kaiserschnitt sein. Im Grunde genommen geht es darum, dass wir Frauen respektvoll behandelt werden. Hierzu gehört auch, dass wir umfassend und neutral informiert werden und zu jeder Zeit das letzte Wort bei Entscheidungen haben.[33]

Der Geburtswunschzettel

Laut der Zahlen des Bundesamtes für Statistik wird deutschlandweit in jede klinische Geburt durchschnittlich nahezu zweimal medizinisch eingegriffen. Entweder um die Geburt einzuleiten, Schmerzen zu betäuben, die Wehen zu verstärken oder auch um die Geburt operativ mithilfe von Dammschnitt, Saugglocke oder Kaiserschnitt zu beenden.[34]

Wenn wir aber von anerkannten Medizinern hören: »Wenn man eine gesunde Frau, die ein gesundes Kind in sich trägt, beim Gebären nicht stört, dann wird die Geburt gelingen«[35], dann werden unsere Zweifel am derzeitigen System nur umso lauter. Und dieses System lässt sich nur ändern, wenn wir Frauen mit unseren Partnern (oder Partnerinnen) aufstehen und sagen, dass wir das nicht wollen. Denken wir noch mal an Johnny und Baby bei »Dirty Dancing«. Wo ist unser Tanzbereich? Er ist größer, als uns die letzten Jahre weis gemacht wurde. Daher schreiben wir lieber schon mal vorab unseren Geburtswunschzettel.

Mein Geburtswunschzettel

- Ich bin keine Komparsin, sondern die Hauptdarstellerin auf dieser Bühne! Und als solche wünsche ich mir von euch wahrgenommen zu werden.
- Ich bin mir bewusst, dass das mein Körper ist. Und der meines Kindes. Wenn ich etwas nicht möchte, dann sage ich das auch. Und ich wünsche mir von euch, dass ihr es berücksichtigt.
- Ich wünsche mir, dass das Personal mit mir auf Augenhöhe spricht, mich zu jeder Zeit hinreichend informiert und keine Entscheidungen ohne mich gefällt werden.
- Ich bin keine Patientin im klassischen Sinne und ich wünsche auch nicht so wahrgenommen und behandelt zu werden.
- Es steht mir zu, dass sich auch nach der Geburt jemand für mich Zeit nimmt und mir erklärt, was passiert ist und aus welchem Grund. Ich äußere meinen Wunsch auch hier klar und deutlich.
- Ich wünsche mir die Zeit, die ich brauche und die auch mein Kind braucht. Ich lasse mich nicht von Zentimeterangaben aus der Ruhe bringen, weil ich weiß, dass diese nichts über den Verlauf meiner Geburt aussagen.
- Ich wünsche mir zu jeder Zeit ernst genommen zu werden. Egal, ob ich eine PDA möchte oder ein abgedunkeltes Zimmer.
- Wenn ich mich für einen geplanten Kaiserschnitt entschieden habe, dann war dieser Prozess alles andere als leicht und die Entscheidung nicht leichtfertig. Ich habe meine Gründe, die andere nicht nachvollziehen müssen. Ich wünsche mir, dass mein Wunsch respektiert wird. Mein Tanzbereich, dein Tanzbereich!
- Ich wünsche mir Privatsphäre. Wenn dies durch die äußeren Gegebenheiten in der Klinik nicht in Gänze umgesetzt werden kann, könnte ich vielleicht mithilfe von meditativen Methoden lernen, innerlich zu mehr Privacy-Gefühl zu gelangen. Ich kann lernen, meinen Prä-

frontalen Cortex ein Stück weit auszuschalten. Er ist eine Art Regisseur in meinem Hirn, der stets dafür sorgt, dass ich mich kontrolliert, vernünftig und sozial verhalte. Während so etwas Ursprünglichem wie einer Geburt darf er aber zeitweise ruhig Drehpause haben.[36]

- Und zu guter Letzt wünsche ich mir von mir selbst, dass ich meine Bedürfnisse zu jeder Zeit ernst nehme. Dass ich sie kommuniziere und dass ich den Mut habe, sie einzufordern, um damit die Chancen auf meine Wunschgeburt entscheidend zu erhöhen.

Nicht ohne meinen Kreißsaal-Bodyguard.
Mit Unterstützer(in) zur Geburt

Wir wissen nun also um unsere eigene Gebärfähigkeit, sind stark und mündig. Wir haben gelernt, wie wir etwas von dem behaglichen Gefühl daheim mit in die Kliniktasche packen können, um eine möglichst selbstbestimmte Geburt zu haben. Eine Sache fehlt noch, denn – schauen wir den Fakten ins Gesicht – eine Geburt tut weh. Und zwar manchmal auch unfassbar weh. Wir brauchen jemanden, der auf uns aufpasst und sich, wenn nötig, schützend vor uns stellt. Einen, der unsere Wünsche kennt, auch wenn wir sie nicht mehr aussprechen können. Der den Plan B verinnerlicht hat, wenn Plan A nicht funktioniert. Und einen, der sogar weiß, ob Plan C für uns okay wäre. Einen, der die richtigen Fragen stellt und manchmal auch direkt die Antworten gibt. Das kann der Partner sein, eine gute Freundin, eine Hebamme oder auch eine Doula. Wir haben für dich eine Stellenanzeige angefertigt, die dir die Suche nach geeignetem Personal erleichtern soll. ☺

Übrigens ist es auch völlig in Ordnung, wenn ihr entscheidet, dass dein Partner nicht mit in den Kreißsaal kommt. Hört hier einfach auf euer Herz. Du kannst auch jederzeit eine andere Begleitung, zum Beispiel eine Doula mitnehmen. Oder auch zusätzlich zu deinem Partner. Mittlerweile wurde in einigen Studien festgestellt, dass eine Eins-zu-Eins-Betreuung durch eine Doula als Begleitperson sehr positive Auswirkungen auf den Geburtsverlauf haben kann. Eine Doula gehört nicht zum medizinisch ausgebildeten Personal, sie unterstützt die werdenden Eltern emotional, indem sie während der gesamten Geburt (und auf Wunsch auch danach) für sie da ist. Sie arbeitet Hand in Hand mit und ergänzend zu einer

Hebamme, indem sie Techniken zur Entspannung und Schmerzreduktion anwendet oder benötigte Informationen besorgt. Kurz gesagt ist sie eine geburtserfahrene Freundin auf Zeit.

Gemäß internationaler Studien sollen Frauen, die eine kontinuierliche Unterstützung unter der Geburt erhielten, ein deutlich reduziertes Risiko für einen Kaiserschnitt sowie den Einsatz von Saugglocke oder Zange haben. Sie bräuchten seltener wehenfördernde Medikamente und hätten einen geringeren Bedarf an Schmerzmitteln. Außerdem könne sich die Geburtsdauer verkürzen und auch das Risiko, die Geburtserfahrung als negativ zu beurteilen, sinke.[37]

Eine Stellenanzeige für den perfekten Begleiter

Zur Unterstützung einer gebärenden Frau mit ~~Höllenschm~~ Wehenschmerzen suchen wir für unseren Standort Kreißsaal zum Zeitpunkt der ersten Kontraktion eine/n:

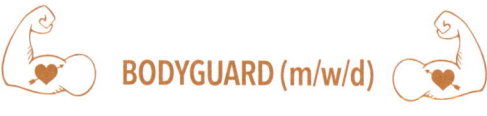

Was Sie mitbringen:
- Eine starke Schulter zum Anlehnen, Quetschen und Anbrüllen.
- Einen belastbaren Magen bei Auftreten von Körperflüssigkeiten jeglicher Art.
- Die Fähigkeit, sich in einer sehr lauten oder sehr stillen Umgebung rasch anzupassen wie ein Chamäleon.
- Routiniertes Krisenmanagement bei Schimpftiraden der Gebärenden in alle Richtungen.

- Öffentlichkeitsarbeit vor, während und nach der Geburt mit Pflegepersonal, Verwandten und Freunden sowie die Fähigkeit, der Gebärenden alle Wünsche von den Augen abzulesen.
- Die Gabe, die richtigen Fragen im richtigen Moment an die richtige Person zu stellen.
- Die Bereitschaft, der Gebärenden unerwünschte Handgriffe, Eingriffe und Individuen vom Leib zu halten.
- Wünschenswert wäre der kleine Doktor in Geburtskunde. Ausbildungsweg: Besuch eines Väter-Geburtsvorbereitungskurses, Wälzen von Fachliteratur und/oder das Hören von Podcasts zum Thema Geburt.

Was wir bieten:
- Einen ungemütlichen Arbeitsplatz ohne Pausen (zum Teil sind nicht mal Toilettengänge erlaubt).
- Eine sehr leicht zu irritierende und teilweise etwas bösartige Vorgesetzte.
- Kein Homeoffice, es sei denn die Auftraggeberin wünscht dies explizit so.
- Mitspracherecht immer nur im Rahmen der Vorgaben Ihrer Vorgesetzten.
- Wenig Aufstiegsmöglichkeiten, keinerlei Bezahlung. Die Vergütung liegt ausschließlich im Erleben eines unfassbar bewegenden Wunders.

Lasst uns doch einfach in Frieden!
Gebären!

Beim Schreiben dieses Buchs mussten wir einige Male Zwiebeln schneiden. Wir haben dir von unseren zum Teil recht dramatischen und wenig selbstbestimmten ersten Geburten erzählt. Es war, als ob wir manche Momente noch mal durchlebten. Und genau das tun wir jetzt an dieser Stelle mit unseren darauffolgenden Geburten. Geburten, die uns stolz gemacht haben und aus denen wir aufrecht herausgegangen sind. Also mit dem Herzen, nicht bezogen auf die Körperhaltung. Du kennst das. Wir waren vielleicht weniger romantisiert im Vorfeld, aber hinterher viel, viel stärker.

Selbstbestimmt und mündig kommen wir wohl auch mit Dramen besser klar. Unsere folgenden Entbindungen sorgten mitunter sogar noch für ein bisschen mehr Drama als die ersten. Aber offenbar scheint die grundlegende Stimmung unserer neugeborenen Mutterseele nicht direkt oder ausschließlich an den tatsächlichen Verlauf der Geburt gekoppelt zu sein. Ob es komplikationslos war oder nicht, ob Spontangeburt oder Kaiserschnitt – es geht um Selbstbestimmung und um ein Gefühl von Mündigkeit. Darum, die Verantwortung für uns selbst zu erkennen und sie auch anzunehmen. Es geht darum, unsere Wünsche klar zu äußern und zu merken, dass diese auch gehört werden. Und es geht in letzter Instanz darum, milde mit uns selbst zu sein. Zu verstehen, dass manche Dinge passieren (mussten), für die wir nichts können und auch nicht zwingend die Ärzte und Hebammen um uns herum. Natürlich ändert das nichts am Schmerz, wenn Träume platzen. An der Enttäuschung angesichts von ungeplanten – vielleicht auch dramatischen – Geburtsverläufen. Über sie dürfen wir ohne schlechtes Gewissen lange trauern und leiden. Immer und immer wieder. Aber diese Milde macht etwas mit uns und unserem Selbstbild. Deshalb möchten wir dir nicht nur von unseren traumatischen, sondern auch von unseren selbstbestimmten Geburten erzählen.

Annika

»Es hat bei mir ein wenig gedauert, bis ich bereit war für ein zweites Kind, zu sehr saßen mir die erste Geburt und all diese unordentlichen Gefühle danach noch im Nacken. Aber irgendwann war es soweit. Meine zweite Schwangerschaft verlief komplikationslos, nur gegen Ende ähnelte sie stark meiner ersten. Auch hier wurde wieder gemessen, gerechnet, Algorithmen kritisch gefolgt mit dem Ergebnis: Kind zwei schien (mal wieder) zu klein und zu leicht zu sein. Glücklicherweise war ich dieses Mal etwas routinierter und Wortfetzen wie ›eine mögliche Unterversorgung‹ ließ ich nicht mehr ungefiltert auf mich einprasseln. Mal wieder wurde engmaschig kontrolliert, mal wieder ein Termin für die Einleitung festgelegt. Mit ein wenig Verhandlungsgeschick von mir und meinem Mann war das allerdings erst der Tag vor dem errechneten Termin. Damit konnte ich leben.

Am Abend vor der geplanten Einleitung schrie jedoch irgendetwas in mir laut: ›Nein, ich will das nicht!‹ Daher nötigte ich meinen Mann, am nächsten Morgen direkt in der Früh im Kreißsaal anzurufen, um den Termin abzusagen. Ich wollte noch einen Tag abwarten, wenigstens bis zum errechneten Termin. Das war wohl die beste Entscheidung, die ich je treffen konnte. Noch am selben Abend begannen meine Wehen. Zaghaft, aber beständig und zum ersten Mal nicht künstlich herbeigeführt. Da es dieses Mal nicht mit Medikamenten von null auf hundert losging, konnte ich erstaunlich gut damit umgehen. In der Klinik angekommen trafen wir auf Monika, die diensthabende Hebamme an diesem Abend. Sie blickte *mir in die Augen, schien darin zu lesen und sagte nur: ›Wie schön! Wir bekommen Ihr Baby noch in meiner Schicht.‹*

Ihre herzliche, ruhige Art war das beste Schmerzmittel, das sie mir in dem Moment verabreichen konnte. Denn Monika hat mich gesehen. Sie hat an mich und meine Stärke geglaubt und mir für ein paar Stunden ihren Superheldenumhang geliehen. So kam also mein zweites Kind ohne Einleitung und ohne jegliche medizinische Intervention zur Welt. Im Übrigen mit völlig normalen 3200 Gramm, lieber Algorithmus. Und ich bin mir ziemlich sicher, dass dieses ›Nein, nicht einleiten!‹ von meinem Bauch(bewohner) kam. Eine ziemlich kluge Entscheidung von dir, mein Kind.

Zweieinhalb Jahre später ging es weiter mit dem Abenteuer 3.0. Und auch bei unserem Jüngsten klingelten die Ärzte schon von Beginn an mit ihren Alarmglocken, denn anscheinend können mein Mann und ich nur kleine Babys. Der Dritte im Bunde war nun aber tatsächlich viel zu klein und auch die Versorgung anscheinend nicht ganz optimal. So kam es, dass wir uns schweren Herzens vier Wochen vor dem Termin zu einer Einleitung entschieden. Bei der Geburt lief so einiges nicht optimal. Mir wurde dringend zur PDA geraten, damit die Sache per Wehentropf beschleunigt werden könne. Daraufhin rasten Puls und Blutdruck aber derart nach oben, dass der Anästhesist, den ich nur noch aus der Ferne wahrnahm, eilig nach medizinischer Verstärkung klingelte und mir den PDA-Schlauch direkt wieder zog. Für mich war klar, ich wollte keine erneute PDA, ich bekomme das Kind jetzt ohne. Und auch ohne Wehentropf auf Maximum. Die Hebamme an meiner Seite war dieses Mal bedauerlicherweise kein gar so menschenfreundliches Wesen und reagierte auf alle meine Wünsche mit genervtem Augenverdrehen. Meine Bitte, kurz vor dem Finale noch mal auf die Toilette zu dürfen, weil ich bei meinen vorherigen Geburten hinterher immer kathetert werden musste, quittierte sie mit einem gruseligen Lachen. Da ich merkte, dass keine Zeit zu verschenken war, befahl ich kurzerhand meinem Mann, mich jetzt umgehend zum Klo zu bringen. Ich würde jetzt pinkeln gehen, sofort! Gesagt, getan. Das Augenrollen der Oberbefehlshaberhebamme konnte ich fast schon akustisch wahrnehmen.

Doch nach meiner Pinkelpause war mein Sohn dann nach wenigen Presswehen draußen. Bei ihm war im Vorfeld bereits klar, dass er aufgrund des geringen Gewichts nach der Geburt auf die Intensivstation musste. Dort blieb er vier Wochen. Also alles in allem schon ziemlich dramatisch. Und dennoch bin ich auch aus dieser Geburt gestärkt herausgegangen. Natürlich war die erste Zeit ganz furchtbar, da gibt es auch nichts schönzureden. Aber die Zeit war schlimm, solange sie schlimm war. Nach vier unerträglich langen Wochen nahmen wir den kleinen Burschen mit nach Hause. Ohne Schuldgefühle, ohne Scham, dafür mit unglaublich großem Stolz. Warum? Weil diese Geburt zwar nicht wirklich schön war, aber sie war selbstbestimmt. Und das ist letzten Endes das, was unser Selbstbild auch nachhaltig prägt.«

Evelyn

»›Will ich überhaupt ein zweites Kind?‹ Die Frage beschäftigte mich, seit ich mit meiner erstgeborenen Tochter das Krankenhaus verlassen hatte. Denn ich hatte Angst. Eine schleichende, dumpfe Angst, die mich nach meiner Entbindung auf Schritt und Tritt begleitete und die mich am ersten Geburtstag meiner Kleinen in Tränen ausbrechen ließ. Weil es damals im Kreißsaal so völlig anders war als in meinen Vorstellungen und weil mich dieser erste, ungeplante Kaiserschnitt überrollt hatte wie eine Fünf-Meter-Welle. Ich wollte das so nicht noch einmal erleben.

Als dann der Schwangerschaftstest zwei Striche zeigte, legte sich die Angst ganz plötzlich. Denn ich konnte ganz klar sehen, was mein Ziel war: das Geburtserlebnis von damals nicht zu wiederholen und auf mich und meinen Körper zu hören. Nicht auf die Meinungen und Ansichten anderer Leute. Nicht auf die (meist ungefragten) Ratschläge von Bekannten und Freundinnen. Denn jetzt, beim zweiten Mal, wusste ich, dass es meine Geburt war. Mein Körper, meine Regeln.

Die Gespräche mit der Frauenärztin und der Hebamme gingen alle in ein und dieselbe Richtung. Beide legten mir nahe, eine vaginale, ›natürliche‹ Geburt zu versuchen, obwohl sich das Erlebte von der ersten Geburt mit einer Wahrscheinlichkeit von 50 oder gar 60 Prozent wiederholen könnte. Zugegeben, ich habe gehadert. Weil ich ständig den Begriff ›natürliche Geburt‹ zugeworfen bekam. Als wäre eine Bauchgeburt unnatürlich und falsch. Doch das war sie nicht. Nicht für mich. Also entschied ich mich selbstbestimmt für einen Kaiserschnitt. Ich wollte diesen furchtbaren Kontrollverlust umgehen, der mich bei der ersten Entbindung so sehr aus der Bahn geworfen hatte. Und dieser geplante Kaiserschnitt war letzten Endes tatsächlich ganz anders, als ich es vom ersten Mal in Erinnerung hatte. Im Krankenhaus wurde ich von lächelndem Personal empfangen, aufgemuntert und in den OP gerollt. Als die Spinalanästhesie gelegt wurde, merkte ich, dass mir schlecht wurde. ›Ich kann nichts mehr sehen‹, flüsterte ich und die Anästhesistin streichelte mir über den Kopf und sagte: ›Alles gut, ich mach das schon!‹ Ich bekam – trotz heftigem Kreislaufkollaps – keine Vollnarkose und konnte somit den ersten krächzenden Laut meines Kleinen hören. Allein das hat mich geheilt. Am Nachmittag kam die Anästhesistin zu mir aufs Zimmer. Ich erkannte sie im ersten Moment gar nicht. Sie sagte: ›Es tut mir leid, dass Sie so schlecht auf den Kreuzstich reagiert haben. Ich musste sie deshalb in einen Dämmerschlaf versetzen, aber ich habe sie dann wieder geweckt, als ihr Sohn geholt wurde.‹ Ich hatte Tränen in den Augen. ›Danke‹, sagte ich. Und ich meinte es von ganzem Herzen.

Es war meine Bauchgeburt. Eine, wie ich sie mir besser nicht hätte vorstellen können. Ich hatte das Gefühl, gut begleitet zu sein, von einem wunderbaren Team aus taffen Ärztinnen und dieser wunderbaren Anästhesistin, von lieben Hebammen und gut gelaunten Pflegerinnen. Und *mit meinem Mann an meiner Seite, dem nicht gleich das Neugeborene entrissen wurde, um es in den Brutkasten zu legen, wie es Jahre zuvor passiert war.*

Drei Tage danach wurde ich entlassen. Mitten in den Heultagen und mit wunden Brüsten, aber stolz wie Bolle auf meinen Körper, auf mich und auf meine Entscheidung. Denn am Ende des Tages geht es nicht darum, wie wir entbinden. Sondern darum, wie wir uns danach fühlen. Ich war mit mir im Reinen und habe bis heute keine Sekunde daran gezweifelt, dass diese geplante und wunderschöne Bauchgeburt genau das Richtige für mich – für uns – war.«

Deine Do-it-yourself-Anleitung für die selbstbestimmte Geburt

Nun ist dir in der Theorie vermutlich klar, dass der Schlüssel zu einem guten Geburtserlebnis in der Selbstbestimmtheit liegt. Hierzu reicht es aber nicht, dies mantramäßig einfach immer wieder laut vor sich hin zu murmeln. Um selbstbestimmt handeln zu können, müssen wir einen Schritt zurückgehen. Es beginnt bei der Information, also bei unserer Kompetenz. Und die fliegt uns nicht einfach zu. Auch wohnen wir heute in der Regel nicht mehr mit vielen anderen Frauen unserer Familie zusammen, das heißt, wir konnten oftmals noch keinerlei Erfahrung mit dem Thema Geburt sammeln, bis wir selbst kurz davorstanden.

Das Wesentliche daher: Bild dir deine Meinung! Mach dich schlau und hol dir verschiedene Ansichten zu diversen Dingen ein. Was du nie vergessen solltest: Jeder Eingriff bedarf deiner Zustimmung. Es gibt nur eine einzige Ausnahme: Wenn ihr (du oder dein Kind) euch in Lebensgefahr befindet. In jeder anderen Situation darfst und sollst du über deinen Körper selbst bestimmen. Dies ist im Grundgesetz verankert. Selbst Sätze wie »Sie brauchen einen Wehentropf« oder »Wir leiten jetzt ein« sind eine Empfehlung, auch wenn sie nicht danach klingen.[38] Wichtig ist: Überleg dir im Vorfeld, was du *nicht* möchtest. Viele Kliniken bitten dich schon bei der Anmeldung um dein Einverständnis für bestimmte Medikamente oder Eingriffe. Überleg dir alles gut und unterschreibe nicht blind (so wie wir das bei unseren ersten Geburten getan haben). Denn damit gibst du schon bei der Anmeldung einen erheblichen Teil deiner Selbstbestimmung auf, anstatt in der jeweiligen Situation individuell zu entscheiden. Zur Erinnerung: Bei einem medizinisch indizierten Notkaiserschnitt kräht kein Hahn mehr nach einer Unterschrift, du verbaust dir also garantiert nichts, wenn du beispielsweise diesen Punkt nicht unterschreibst. Und du wirst dennoch in dieser Klinik entbinden können. Frage dich vorab einige wesentliche Dinge:

Das kleine Einmaleins der selbstbestimmten Geburt

- Wie stehe ich zum Thema venöser Zugang bei der Aufnahme in der Klinik? Möchte ich das wirklich? Oder nur im Notfall? Ein positiver Effekt dieser Routinemaßnahme ist wissenschaftlich nicht erwiesen.[39]
- Belastet dich ein permanentes CTG? Zur Erinnerung: Sowohl in der internationalen Leitlinie der WHO als auch in der neuen deutschen Leitlinie zum Thema »Vaginale Geburten« wird dies ausdrücklich nicht mehr empfohlen. Ist es dir dennoch wohler mit kontinuierlicher CTG-Überwachung? Dann könntest du fragen, ob ein mobiles Gerät verfügbar ist, damit deine Bewegungsfreiheit nicht eingeschränkt wird. Bitte behalte auf jeden Fall im Hinterkopf, dass das CTG in den letzten zwei Stunden vor der Geburt zu 90 Pro-

zent als pathologisch betrachtet wird.[40] Das ist den Ärzten bekannt, aber dennoch kann es dich verunsichern.
- Sind häufige vaginale Untersuchungen für dich okay? Wenn nicht, dann musst du ihnen nicht zustimmen. Die WHO empfiehlt, die Untersuchungen generell auf ein Minimum zu reduzieren (und maximal alle vier Stunden).
- Stichwort Wehentropf: Eine Geburt kann unter Umständen sehr lange gehen. Manchmal werden die Wehen auch aus gutem Grund wieder schwächer, weil der Körper sich schützt und dir oder deinem Kind wieder etwas Ruhe zum Auftanken schenken will. Dies ist laut WHO an sich kein Hinweis auf eine Komplikation und bedarf demnach auch keiner Routineintervention.
- Du möchtest oder musst per Kaiserschnitt entbinden? Hast du schon einmal etwas von der »Kaisergeburt« oder dem »sanften Kaiserschnitt« gehört? Manche Kliniken bieten dies bereits an. Hier wird ein Kaiserschnitt gemacht, der einer »natürlichen« Geburt nachempfunden ist. Beispielsweise können nach dem Schnitt das Licht gedimmt und der Sichtschutz etwas gesenkt werden, sodass die Eltern ihr Baby Stück für Stück auf die Welt kommen sehen (ohne den geöffneten Bauchraum zu sehen). Der Papa darf die Nabelschnur durchtrennen und das Baby kommt direkt auf den nackten Oberkörper der Mutter.[41]
- Zu guter Letzt noch ein wichtiger Punkt, den du in der Klinik stets im Hinterkopf behalten solltest: Klinische Geburtshelfer haben aktuell in ihrer Ausbildung nicht die Chance, eine völlig interventionsfreie Geburt zu erleben! Das ist (noch) nicht Bestandteil ihrer Ausbildung.[42]

💬 Muttermund tut Wahrheit kund: Die selbstbestimmte Geburt

Shirin: »Nachdem ich mit meinem ersten Sohn eine rasche, aber recht harte Geburt hatte, die aufgrund eines ›Geburtsstillstandes‹ mit der Saugglocke endete, habe ich während meiner zweiten Schwangerschaft gemerkt, dass ich großen Respekt vor der bevorstehenden Entbindung habe. Daraufhin habe ich mich intensiv mit Atemtechniken, mit selbstbestimmter Geburt und vor allem mit Schwangerenyoga beschäftigt. Ich wusste ja mehr oder minder, was auf mich zukommt, und auch, was ich vermeiden wollte. Mein zweiter Sohn wurde dann, mithilfe einer guten Atemtechnik und Meditation, fast schmerzfrei in meine Hände geboren. Da habe ich mir dann gedacht: ›Verrückt, sanftes Gebären geht tatsächlich!‹«

Nicole: »An meine Geburt habe ich wunderschöne Erinnerungen. Es war das einzige Mal bisher, dass ich wirklich nur bei mir war und mein Körper und meine Seele harmonierten und genau wussten, was zu tun ist. Eine Geburt ist auch ein Lernprozess und ich muss sagen, dass ich im Nachhinein betrachtet niemanden dabei gebraucht hätte, sprich mein Mann hätte auch zu Hause bleiben können.«

Gitte: »Ich hatte bei meiner zweiten Geburt Schmerzen aus der hintersten Ecke der Hölle. Ich hatte das Gefühl, ich müsste da eine Melone rauspressen. Allerdings habe ich mich sehr gut aufgehoben gefühlt. Hatte meine eigene Hebamme dabei, die mich wunderbar auffangen und begleiten konnten – und das war der Schlüssel.«

Jeannine: »Bei mir wurde es ein geplanter Kaiserschnitt und es war eine wunderbare Erfahrung. Das Personal war nett und gut gelaunt und ich habe mich pudelwohl gefühlt.«

Leonie: »Meine Geburt war selbstbestimmt, in friedlicher Atmosphäre, umgeben von liebevoll fürsorglichen Menschen und mit einem Gefühl von Sicherheit und Ruhe – und anders als geplant. Denn ursprünglich wollte ich im Geburtshaus entbinden. Als es dann mit einem Blasensprung losging, wurden die Wehen ziemlich schnell ziemlich intensiv. Als die Hebamme zu uns kam, war ich schon völlig abgetaucht in die Welt der Wehenverarbeitung und der Muttermund war bereits neun Zentimeter geöffnet. Die Entscheidung, zu Hause zu bleiben, war schnell und einfach gefällt. Nach weiteren drei Stunden, in denen ich mich voll auf mich und meinen Körper konzentrieren konnte, von meinem Mann und unseren beiden Hebammen versorgt und geleitet wurde und genau spüren konnte, wie ich dem Ziel mit jeder Wehe näherkomme, hat unser Sohn das Licht der Welt erblickt.«

Muttergefühle unplugged.
Wenn das Unperfekte einfach perfekt ist

Nun haben wir über Wassereinlagerungen, Entleerungen der unterschiedlichsten Art, Kaiserschnitte und Schamgefühle gesprochen. Wir haben gelernt, milde mit uns selbst zu sein, philosophierten über den Gebärmythos und schwärmten von einer selbstbestimmten Entbindung. Vielleicht hast du mit uns nun ein Stück weit gelernt, über dich selbst zu schmunzeln und ein bisschen von dem Druck loszulassen, der dir manchmal das Leben schwer macht. Bestenfalls hast du sogar ein paar Antworten auf deine Fragen erhalten oder praktische Hilfe für die Zukunft.

Und dennoch wird es dir möglicherweise nicht immer gelingen, dich komplett von diesem Bild der makellosen Mama mit ihren perfekten Gefühlen loszumachen. In unser aller Köpfe hat sich ein Mutterideal eingenistet, das in etwa so erreichbar ist wie der Mount Everest auf High Heels. Uns ging und geht es auch heute oft noch so. Aber warum ist das so?

Wir Mütter sind die am stärksten beobachtete Gruppe unserer Gesellschaft. Nicht nur im Kreißsaal, sondern im ganzen Leben. Alles, was wir tun, wird in irgendeiner Form bewertet. Von allen. Von alten Männern, jungen Frauen, dicken Vätern, großen Müttern, kleinen Schwiegermüttern, von Supermarktangestellten, Busfahrern, Beamten, bös bewertenden Besserwissern und so weiter und so fort. Du kennst das.

Mit unserer Mutterschaft scheinen wir ungefragt plötzlich Personen des öffentlichen Lebens geworden zu sein. Die ganze Welt beobachtet uns und hat eine Meinung, die natürlich auch jederzeit kundgetan werden darf. Es ist also auch nicht besonders verwunderlich, dass wir alle latent das Gefühl haben, nicht zu genügen oder mit anderen Müttern wetteifern zu müssen.

Mütter auf dem Prüfstand. Wie du's machst, machst du's falsch

All dies beginnt schon mit dem Bemerken der Schwangerschaft. Penibel wirst du als werdende Mutter fortan beobachtet und kontrolliert, natürlich nur zu deinem Besten. Wenn du weiterhin morgens deinen Kaffee trinkst oder mal an einer Salami naschst, dann ist dir der Abdruck des Rabenmutterstempels bereits sicher. Verzichtest du äußerst gewissenhaft darauf, darfst du dir als übervorsichtige Mutti unfassbar lustige Sprüche anhören. Wenn die Geburt näher rückt und du für dich einen Geburtsplan erstellt hast, wirst du belächelt. Ist doch klar, dass so etwas während einer Geburt nicht funktionieren kann. Hast du dir jedoch im Vorfeld wenige Gedanken darüber gemacht und willst auf deinen Körper vertrauen, dann hast du dich schlichtweg nicht gut vorbereitet. Ist doch logisch, dass dann etwas schiefgeht. Entscheidest du dich nach einer traumatischen Geburt beim nächsten Mal für einen Kaiserschnitt, wird dir bis zur OP-Schleuse eingeredet, du solltest dies nicht tun, denk doch mal an dein Baby. Willst du dagegen gar nicht mehr in die Klinik und lieber eine Hausgeburt, dann wirst du entweder als Hippie belächelt oder als egoistisch beschimpft, weil das doch viel zu gefährlich sei. Und wenn dein Baby dann da ist, solltest du natürlich stillen. Am besten nach Bedarf und nicht nach einem starren Zeitplan. Wenn du das dann aber so machst, jammre bitte bloß nicht, dass du keine Zeit mehr für dich hättest, du hast es doch selbst so gewählt. Dein Kind schläft im Familienbett? Ob das wohl mal nicht zu gefährlich ist? Ach, es schläft in seinem eigenen Zimmer? Fehlt ihm da nicht die Nähe zur Mama? Ich frag ja nur. Lass dein Kind niemals weinen, auch wenn du gerade beim Zehn-Sekunden-Powerpinkeln bist, du könntest sein Urvertrauen unwiderruflich zerstören. Wie, du rennst bei jedem Mucks? Ach herrje, das wird bestimmt ein verwöhntes ~~Balg~~ Baby. Warum weinst du denn so viel in diesen ersten Wochen nach der Geburt? Du wolltest das doch alles so …

Und das geht gerade so munter weiter, auch wenn dein Kind aus dem Babyalter raus ist. Erziehe bedürfnisorientiert und sag deinem zornig um sich tretenden Sprössling mit sanfter Stimme: »Mein Schatz, ich verstehe, dass du wütend bist.« Ignoriere dann aber besser die spottenden Blicke der Spielplatz-Jury. Wenn du aber total bedürfnisorientiert deinem eigenen Bedürfnis nachkommst und den Zögling lautstark ankeifst, er soll verdammt noch mal endlich aufhören, dir mit aller Wucht gegen das Schienbein zu treten, dann sei dir sicher, dass auch hier die Kritik der Müttermafia nicht ausbleiben wird.

Wir können es niemandem recht machen

Das ist die bittere Erkenntnis. Wir können an der Situation noch nicht einmal aktiv etwas ändern, weil es eine kulturelle Angelegenheit ist. Wenn wir uns diese Tatsache jedoch immer wieder vor Augen halten, schaffen wir es vielleicht besser, uns wieder mehr auf die eigene Intuition zu besinnen, Blicke zu übersehen oder Ratschläge zu überhören. Wir können es ohnehin niemandem recht machen. Also lass uns schauen, dass wir es so machen, wie es für uns am bequemsten ist. Egal ob Hausgeburt oder Kaiserschnitt, Stillen oder Flasche, Trage oder Kinderwagen, Familienbett oder eigenes Zimmer oder auch alles zusammen: Jede Familie muss ihren eigenen Weg finden. Manchmal rennen wir in eine Sackgasse, auch das ist okay. Dann gehen wir eben wieder ein Stück zurück und suchen uns einen neuen Weg. Vielleicht ist der ja ohnehin viel schöner und wir hätten ihn ohne die Sackgasse nie gefunden. Nebenbei bemerkt kann man sich in Sackgassen auch wunderbar vor all den Menschen verstecken, mit denen man nur zusammen ist, weil man Kinder im selben Alter hat.

Kinder, Kinder! Ihr werft uns ins kalte Wasser

Mit den Kindern ist es ein bisschen so wie mit den ersten Geburten: Du kannst es dir vorab noch so sehr und bis ins Detail ausmalen, du kannst recherchieren, du kannst das beste Bauchgefühl haben – am Ende wird es meist doch ganz anders als gedacht. Was nicht bedeutet, dass es schlechter wird! Wir kaufen jedoch immer irgendwie die Katze im Sack. Aber genau das ist es, was das Abenteuer Leben ausmacht. Elternschaft ist wenig planbar und nirgendwo anders lernt man so gut zu improvisieren. Mütter finden in der Regel ziemlich kreative Lösungen, wenn sie beispielsweise das Baby in der Trage haben und der Erstgeborene (gerade windelfrei und extrem stolz darauf) mitten im Gewusel der Innenstadt plötzlich Pipi-Kacka muss. Dringend. Ohne Klo in Reichweite. Und im Endeffekt leitet die Geburt genau das ein. Ein Wurf ins kalte Wasser. Dort, wo man den Boden kaum sieht. Zugegebenermaßen hätte Mutter Natur, die sich das mit den Menschen ausgedacht hat, schon auch einen etwas sanfteren Start in dieses neue improvisierte Leben wählen können.

»Unser Alltag ist ihre Kindheit«

Wir lesen diesen Satz und sehen direkt Bilder von schönen gestylten Frauen, wie sie mit drei kleinen Kindern fröhliche Kastanienmännchen basteln. Alle lachen glücklich in die Kamera, tragen wunderschöne, farbkoordinierte Kleider und beinahe können wir den zuckerfreien Bananenkuchen im Ofen riechen.

Also wir sind ehrlich gesagt schon froh, wenn sich unsere Kinder auf dem verwackelten Schnappschuss nicht die Köpfe einschlagen und überhaupt alle gleichzeitig Kleidung tragen. Wie wir diesen Satz hassen! Natürlich ist unser Alltag ihre Kindheit. Aber zum Alltag gehört einfach auch das ganz normale Leben mit all seinen Emotionen. Wir sind nicht immer nett, sanftmütig und geduldig. Das waren wir, nur nebenbei bemerkt, auch früher nicht. Da unsere Kinder aber ziemlich coole Wesen sind und sehr verliebt in uns, verzeihen sie uns auch unsere schlechten Tage. Fairerweise muss man dazusagen, dass wir Mütter dies ja auch permanent bei ihnen tun.

Wir müssen ganz und gar nicht perfekt sein. Es gibt diese Tage, an denen wir zu oft motzen, zu laut schreien, mit Worten verletzen und viel zu wenig kuscheln. Aber die gehen zum Glück auch vorüber. Und am nächsten Tag haben wir wieder die Chance, es besser zu machen. Unsere Kinder im Übrigen auch.

Hier kommen fünf Dinge, die nur eine perfekt unperfekte Mutter tun würde:

- Beim Stillen die letzten zwei Folgen von »Working Moms« anschauen, anstatt das kleine Wunder selig zu beobachten.
- Den Body mit den leichten Spuren des Windelinhalts nur rasch mit einem Feuchttuch abrubbeln, damit man pünktlich zur geliebten Freundin kommt.

- Sich den Schnuller des vier Wochen alten Babys selbst kurz in den Mund stecken, weil er auf die Straße gefallen ist. Dabei einen spontanen Kariesbefall beim Sprössling riskieren und sich währenddessen dennoch wie der Robin Hood der runtergefallenen Schnullis fühlen.
- An einem Tag zweimal »Scheiße« vor dem Kleinkind sagen und einmal »Fuck«. Ein »Scheiße« galt möglicherweise sogar dem Verhalten des Kindsvaters.
- Das Kaffee-Date bei Perfektionisten-Petra mit einer fiesen Notlüge absagen und dann allein halbschlafend auf dem Kinderzimmerboden rumhängen, während das Krabbelkind dreiundzwanzig Apps und das ganze Internet löscht.

Was machst du für perfekt unperfekte Sachen?

Schreib sie hier auf und fühl dich nicht schlecht, sondern feiere dich selbst dafür!

Sei achtsam mit dir selbst und hör auf deine Bedürfnisse

Kannst du dich noch an deinen ersten Flug erinnern? Warst du damals nicht auch etwas irritiert, als dir gesagt wurde, dass Eltern immer zuerst sich selbst die Sauerstoffmaske aufsetzen sollten, bevor sie ihren Kindern helfen, diese anzulegen? Bei näherer Betrachtung ergibt natürlich nichts anderes einen Sinn. Erst einmal müssen wir uns selbst helfen. Das gilt in der Schwangerschaft, bei der Geburt, im Wochenbett und auch das ganze übrige Leben mit Kindern. Wir sollten unsere Bedürfnisse nicht dauerhaft zurückstellen. Das zeichnet keine gute Mutter aus, ganz im Gegenteil. Wir dürfen getrost zuerst an uns denken, denn das schließt unsere kleine Welt doch sowieso immer mit ein. Und was brauchen wir in stürmischen Zeiten am allermeisten? Wenn wir ins Straucheln kommen oder gar den einen oder anderen Schiffbruch erleiden? Wir brauchen Verbündete!

> »Du musst hier nicht dazugehören.
> Aber such dir, was zu dir gehört.«

Wenn es dir Freude bereitet hat, dieses Buch zu lesen, dann heißt das nicht nur, dass du eine von uns bist (und damit natürlich eine ziemlich coole Socke ☺). Es bedeutet auch, dass du dich immer wieder mit Menschen umgeben solltest, die dir guttun. Egal, ob du dieses Buch nun drei Tage post partum liest (okay, unwahrscheinlich) oder auch drei Jahre: Teile deine unperfekten Gedanken und Gefühle, nicht zuletzt, um anderen Müttern zu zeigen, dass diese Emotionen normal sind.

Such dir Verbündete!

Und damit meinen wir nicht den Partner. Schön, wenn er es ist. Aber es ist auch okay, wenn du dich ihm momentan so ganz und gar nicht verbunden fühlst. Auch das darf sein. Such dir Gleichgesinnte. Andere Mamas, die ähnlich ticken wie du.

Als wir damals mit unseren ersten Neugeborenen verletzt und überfordert nach Hause kamen, waren wir vor allem eines: ziemlich einsam. Hätten wir, Annika und Evelyn, uns damals schon gekannt – vielleicht über eine Krabbelgruppe, den Rückbildungskurs oder über die sozialen Medien –, wir wären zusammen viel weniger allein gewesen. Vielleicht hattest du einen holprigen Start. Eine anstrengende Schwangerschaft, eine seltsame Geburt, ein verzweifeltes Wochenbett, eine schwierige Stillzeit, eine kräftezehrende Beziehung … Gründe für Startschwierigkeiten in dieses neue Leben gibt es zuhauf. All dies teilst du aber mit vielen anderen neugeborenen Müttern. Es geht nun darum, dir dein eigenes Dorf zu bauen. Das Netz an Menschen, das dich auffängt, wenn es nicht so rund läuft.

Such dir Menschen, denen du sagen kannst, dass dein Baby das Wundervollste ist, was dir jemals passiert ist. Aber auch, dass dein Baby gerade unfassbar doof ist und du morgens um halb neun schon einen ordentlichen Gin Tonic vertragen könntest. Menschen, die mit dir lachen, mit dir weinen und mit dir schimpfen können. Wir brauchen keine Besserwisser-Alphaweibchen, wir brauchen andere echte Mütter. Mit Augenringen und losem Mundwerk gesegnete beste Freunde in dieser schön-schrecklichen Zeit. Menschen, die unsere hässlichsten Gefühle kennen und uns trotzdem lieben. Deren Namen sich auf unseren Handybildschirmen schon anfühlen wie Umarmungen oder ein sehr großes Glas Wein. Muttersein ist kräftezehrend, nervenaufreibend, klebrig und schlafraubend. Aber es ist auch Teamwork – und das ist super, denn wir sitzen im selben Boot.

Vielleicht können wir bei uns selbst anfangen und unsere unperfekten Gefühle in die Welt posaunen. Zur Hölle mit dem Perfektionismus, mit all dem zwanghaften Gutdraufsein. Und her mit der Extraportion Empathie, dem Sahnehäubchen Ironie und der Handvoll Sarkasmus. All das gehört in die Windeltasche.

Daran erkennst du eine gute Mamafreundin:

- Sie besucht dich mit deinem Neugeborenen und fragt zuallererst, wie es dir geht.
- Sie bringt statt einem Strampler vorgekochtes Essen für die nächsten zwei Tage mit.
- Sie steht mit dir diese scheinbar niemals endenden Nachmittage durch, bis der Kindsvater übernehmen kann.

- Während du stillst, macht sie dir was zu essen oder spielt Pferdchen mit deinem größeren Kind.
- Sie bricht mit dir auf dem Spielplatz grundlos in hysterisches Gelächter aus. Und/oder in Tränen.
- Sie hilft dir, den gekauften Kuchen für den Kindergarten so zu pimpen, dass er wie selbstgebacken aussieht.
- Ihr teilt die Abneigung gegen Super-Sibylle und Gebärprofi-Gabi.
- Sie hat genauso tiefe Augenringe wie du.
- Sie ist so ziemlich der einzige Mensch, mit dem du über dein Kind ablästern kannst, um es zwei Minuten später schon wieder vor Liebe fast aufzufressen.
- Sie würde niemals prahlen, dass ihr Kind heute durchgeschlafen hat.
- Sie schimpft mit dir gemeinsam über deinen Mann. Danach über ihren.
- Sie betreibt Telefonseelsorge, wenn dir dein Kind gerade versehentlich aus dem Hochstuhl gefallen ist oder du ihm den Finger in der Küchenschublade blaugrün gequetscht hast.
- Sie teilt sich mit dir eine Großpackung H&M-Bodys.
- Und sie träumt mit dir von gemeinsamen kinderlosen Wochenenden.

Vielleicht fühlst du dich eingeschüchtert von der Super-Sybille in deiner Krabbelgruppe oder suchst vergebens nach Verständnis bei deinen partywütigen Singlefreundinnen. Dann solltest du jetzt das tun, was einst die kluge Judith Holofernes von der Band *Wir sind Helden* in ihrem Song *The geek shall inherit* sang:

»Du musst hier nicht dazugehören, aber such dir, was zu dir gehört.«

Lass dies dein Mantra sein. Du kannst es auf alle Bereiche deines Mamalebens anwenden. Auf die Schwangerschaftsvorsorge, auf die Entscheidungen über Geburtsort oder Verlauf, auf die Art, wie du deine Kinder erziehst, und auch auf die Menschen, die dir in dieser höchst emotionalen Zeit als neugeborene Mama guttun und nah sein dürfen. Deine Gefühle können noch so intensiv und überwältigend sein, sie sind völlig okay. Sie dürfen sein.

Nach(wehen)wort

Wie schön, dass du dich mit uns auf diese zum Teil sehr emotionale Reise gewagt hast. Für uns bedeutete das Schreiben dieses Buchs ein Stück weit Heilung. Manchmal schien es fast so, als ob wir diese überwältigenden Gefühle, die wir rund um die Geburt hatten, nochmals erlebten. Allerdings waren diese Gefühle mit dem Wissen von heute plötzlich gar nicht mehr so selbstzerfleischend. Dank der gelernten Muttermündigkeit und auch aufgrund einer gewissen Coolness, die wir uns im Alltag mit Kindern zwangsweise zulegen mussten.

Wir haben gelernt, dass wir aufhören sollten, uns diesen verflixten Druck zu machen und unser Leben als Wettbewerb zu verstehen. Unsere Geburten sind genauso wenig messbar wie unsere Gefühle und damit auch niemals vergleichbar. Schon gar nicht die Muttergefühle. Eine Geburt verändert. Sie verändert das Leben, wie wir es bisher lebten, und sie macht uns Frauen zu anderen Menschen. Wir dürfen uns die Zeit nehmen, um dieses kleine Wesen und uns selbst neu kennenzulernen. Und dies frei von Schuldgefühlen und Tabus.

Geburten sind unsere persönlichen Erfahrungen und unsere ganz eigenen Abenteuer. Wir sollten darüber sprechen – offen und ehrlich, unverblümt und laut. Und wir haben das Recht, sie so zu gestalten, wie sie für uns passen. Eine Frau, die sich aufgeklärt und informiert einen Kaiserschnitt wünscht, soll genauso wenig Gegenwind erwarten müssen wie eine, die in ihrem Zuhause entbinden möchte. Wir sollten zu jeder Zeit Respekt und Fürsorge erhalten. Und die Unterstützung, die wir benötigen.

Es liegt allerdings noch ein bisschen Weg vor uns. Denn die heutigen Geburten finden noch immer in einem sehr patriarchalen System statt. Vater Staat herrscht über Mutter Natur. Laute faktenorientierte Medizin über leises intuitives Gefühl. Das Gegenteil von Patriarchat ist allerdings nicht die »Frauenherrschaft«. Nicht im Job, nicht im Familienleben und auch nicht in der Geburtshilfe. Es geht nicht um Führung oder Macht und wir Frauen wollen auch kein Entweder-oder. Denn »mütterliche« oder »weibliche« Werte vereinen stets beides. Und diese Werte sind überdies nicht nur uns Frauen vorbehalten. Wenn die Frauen stark sind, heißt es nicht, dass die Stellung des Mannes schwach sein muss. Dies wäre wieder die Annahme eines patriarchalen Grundverständnisses. Wenn wir starke, selbstbestimmte Gebärende werden, bedeutet dies nicht, dass die Medizin nur noch eine schwache Position innehaben soll, ganz und gar nicht.

Michel Odent, die schon erwähnte international anerkannte Koryphäe der Geburtshilfe, beschreibt in einem seiner Bücher die »Entbindungsklinik der Zukunft«. Ein Geburtshaus, das mit den heutigen Kliniken wenig gemeinsam hat. Diese Entbindungsklinik der Zukunft sollte stets an ein Krankenhaus angeschlossen sein, sich also in nächster Umgebung eines Gebäudes befinden, wo ein Ärzteteam den Frauen und Hebammen rund um die Uhr zur Verfügung steht, um diese – wie Odent sagt – wunderbare Operation, die man Kaiserschnitt nennt, durchzuführen, sollte sie unvorhergesehenerweise notwendig sein.[43]

Sind Architektinnen unter den Leserinnen? Dann nichts wie ran an dieses wundervolle Projekt!

An all die anderen Frauen: Es liegt nun an uns, diesen eingeschlagenen Weg weiterzugehen und muttermündig zu werden. Es ist unsere Aufgabe, die Medizin wieder auf den Platz zu verweisen, an dem sie am besten arbeitet: im Bereich der Notfälle. In ihrem Tanzbereich. Kein anderer wird das für uns tun. Und es funktioniert nur, wenn wir schon mit Beginn der Schwangerschaft die Verantwortung bei uns behalten. Wenn wir kompetent und gut informiert sind und immer ein Ohr für unser Bauchgefühl haben. Wir können dies bei uns selbst tun, aber auch fürsorglich für all die werdenden Mamas um uns herum.

Wir danken der Medizin für ihre wunderbaren Möglichkeiten, für all die Sicherheiten, die uns die Ärztinnen und Ärzte geben, wenn irgendetwas nicht gesund verläuft. Wir danken für den Kaiserschnitt, der Mama und Kind das Leben rettet oder die psychische Gesundheit der werdenden Mutter behutsam beschützt. Wir sagen von Herzen Danke für die gewissenhafte Überwachung jener Schwangeren mit pathologischen Befunden.

Aber nun lasst uns aufstehen und die Verantwortung für uns, für unseren Körper und für das Kind, das wir neun Monate lang unter dem Herzen tragen, wieder annehmen. Wir werden merken, dass diese Selbstbestimmung nachhaltig etwas mit uns Frauen, unserem Selbstbild und mit der Beziehung zu unserem Kind macht.

Wir dürfen zu jeder Zeit über geplatzte Träume trauern und über schmerzhafte Wunden weinen. Denn es wird sie auch weiterhin geben. Aber sei dir mit jeder Nachwehe, die dich überwältigt, bewusst: Sie zeigt dir nur, was für ein kleines riesengroßes Wunder du vollbracht hast. Du kannst unfassbar stolz auf dich sein!

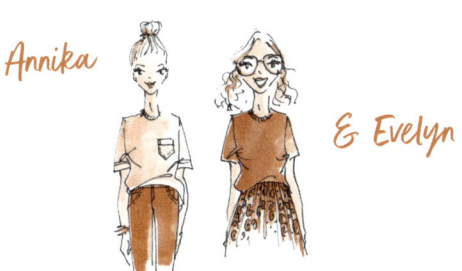

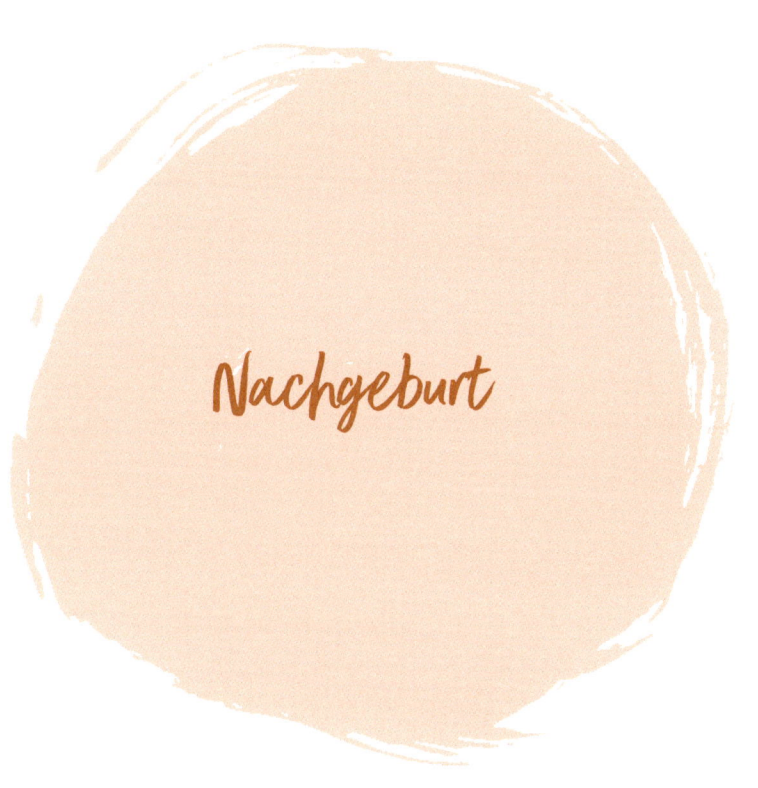

Dein Geburtsbericht

Mit diesem Musterschreiben kannst du deinen Geburtsbericht anfordern.

Klinik der guten Hoffnung
Abteilung: Geburtshilfe
Entbindungsstraße 13
54321 Vorsorgebangen

Gebärprofi Gabi
Sorgenstraße 1
12345 Zweifelshausen
gabi@willswissen.de

Antrag auf Kopie der Geburtsakte Zweifelshausen, 10.11.21

Sehr geehrte Damen und Herren,

in der Zeit vom … bis … befand ich mich bei Ihnen in ärztlicher Behandlung zur Geburt meines Kindes (Name, Geburtsdatum).

Ich bitte Sie, mir die vollständigen Behandlungsunterlagen (Krankenblätter und Befunde, Laborergebnisse, Aufzeichnungen über die Verordnung von Medikamenten, Arztberichte, Ultraschallaufnahmen und CTGs) in Kopie zu überlassen, entweder in elektronischer oder gedruckter Form.
Die Kosten für die Kopien übernehme ich selbstverständlich entsprechend der Gebührenordnung der Ärzte (GOÄ).

Ich bitte Sie, mir die Unterlagen innerhalb von drei Wochen ab Datum dieses Schreibens mit einer Erklärung über deren Vollständigkeit zu übersenden.

Mit freundlichen Grüßen
Gabi Gebärprofi

Ja, auch Gebärprofi-Gabi hat noch mit ihrer Geburt zu hadern. Wer hätte das gedacht? Vielleicht sollten wir also auch zu ihr und ihrer besten Freundin Perfektionisten-Petra nicht zu hart sein, denn wer weiß schon, was sich hinter der Fassade mit den schicken Perlenohrringen und den perfekt sortierten Tupperschüsseln verbirgt?

Empfehlungen der WHO zum Thema Geburt

Die WHO hat im Jahr 2018 eine neue Leitlinie mit sechsundfünfzig evidenzbasierten Empfehlungen zur (nötigen) Versorgung während und nach der Geburt für Mutter und Kind veröffentlicht.[44] Da dieses Papier sehr ausführlich ist und bislang nicht in deutscher Sprache vorliegt, haben wir hier für dich die Punkte zusammengefasst, die in unseren Augen besonders wichtig sind beziehungsweise die in der Realität häufig so anders verlaufen als empfohlen. Fakt ist: Manchmal ist weniger definitiv mehr!

Folgende Maßnahmen werden von der WHO ausdrücklich nicht empfohlen:

- Beurteilung des Geburtsfortschritts während der aktiven Eröffnungsphase als Risikoindikator oder als Indikator für geburtshilfliche Interventionen, wenn die Muttermunderöffnung weniger als einen Zentimeter pro Stunde beträgt.
- Durchführung der routinemäßigen Erhebung des kindlichen Wohlbefindens bei Aufnahme in den Kreißsaal mithilfe des Kardiotokografie-Geräts (CTG).
- Kontinuierliche kindliche Herztonkontrolle mithilfe des CTG.
- Aktive Leitung der Geburt (von Seiten des Personals).
- Oxytocin für Gebärende mit einer Epi-/Periduralanästhesie.

Folgende Maßnahmen werden dagegen dringend empfohlen:

- Entspannungstechniken als aktive Umgangsform mit Geburtsschmerzen.
- Mütterliche Bewegung und aufrechte Gebärhaltungen.
- Unterstützung beim Einnehmen einer aufrechten Gebärhaltung unter Berücksichtigung der Wünsche der Gebärenden (mit Epi-/Periduralanästhesie).

Wir finden, das sollte jede Schwangere wissen! Lies dir auch gern in der Originalfassung noch all die anderen Punkte durch. Vielleicht trifft so manches auf dich und deine Geburtserlebnisse zu. Möglicherweise kannst du bei einer nächsten Geburt mit diesem Wissen selbstbewusst deine Bedürfnisse äußern und Konfliktsituationen vermeiden.

Empfehlungen der S3-Leitlinie »Vaginale Geburt am Termin«

Im Januar 2021 wurde von der Deutschen Gesellschaft für Gynäkologie und Geburtshilfe und der Deutschen Gesellschaft für Hebammenwissenschaft eine S3-Leitlinie[45] veröffentlicht, die als Kompass für Schwangere, Ärztinnen und Ärzte sowie Hebammen rund um die termingerechte vaginale Geburt dienen soll.[46] Also die Geburt, die vermutlich die Mehrzahl aller werdenden Mütter anstrebt. Es ist wirklich erstaunlich, dass diese Empfehlungen erst jetzt veröffentlicht wurden, wenn man bedenkt, dass für Symptome wie »Müdigkeit«, »Halsschmerzen« oder »Brennen beim Wasserlassen« längst derartige Leitlinien existieren.

Die Leitlinie hat zum Ziel, eine für Mutter und Kind sichere und frauzentrierte Betreuung zu ermöglichen und die Gebärende bei ihrem Wunsch nach einer selbstbestimmten Geburt zu unterstützen. Wir haben die Empfehlungen, die neu oder besonders wichtig sind, für dich zusammengefasst:

- Frauen sollen Zugang zu wissenschaftlich fundierten Informationen über Schwangerschaft und Geburt erhalten, um wohlüberlegt entscheiden zu können.
- Die Schwangeren sollen objektiv über alle möglichen Geburtsorte informiert werden. Persönliche Sichtweisen und Urteile der Fachpersonen sollen vermieden werden.
- Gebärende Frauen sollen ab der aktiven Eröffnungsphase eine Eins-zu-eins-Betreuung durch eine Hebamme erhalten.
- Bei Niedrig-Risiko-Schwangeren sollen bei Verdacht auf

Geburtsbeginn sowie in der aktiven Eröffnungsphase keine CTG-Aufzeichnungen durchgeführt werden. Empfohlen wird eine Überwachung der kindlichen Herztöne mittels Auskultation (Abhören). Generell soll eine kontinuierliche CTG-Überwachung nur bei Risikofaktoren stattfinden.
- Alle Beteiligten sollen die Gebärende unterstützen, ihren Geburtsschmerz zu bewältigen. Dies kann je nach Wunsch der Gebärenden mit oder ohne medikamentöse Intervention erfolgen und dies darf sich auch jederzeit ändern. Der Wunsch der Frau nach einer Schmerzerleichterung ist der einzige relevante Parameter zur Beurteilung, ob eine Schmerzlinderung angezeigt ist oder nicht.
- Schwangere, die Atem- und Entspannungstechniken zur Bewältigung des Wehenschmerzes einsetzen möchten, sollen unterstützt werden.
- Wenn sich die Gebärende eine Schmerzlinderung wünscht, soll eine Epiduralanalgesie (PDA) als Option angeboten werden.
- Frauen, die eine PDA bekommen, sollen während der Geburt dazu ermuntert werden, eine Position auszusuchen, die sich für sie richtig anfühlt. Eine kontinuierliche CTG-Überwachung sollte in der Regel etwa dreißig Minuten andauern. Danach ist dies nicht mehr zwingend erforderlich.
- Wenn die Fruchtblase gesprungen ist, sollen keine vaginalen Untersuchungen erfolgen.
- Nach einem vorzeitigen Blasensprung entwickeln ungefähr 60 Prozent der Frauen innerhalb der ersten vierundzwanzig Stunden Wehen. Eine Geburtseinleitung soll erst nach den abgelaufenen vierundzwanzig Stunden angeboten werden. (Achtung: *angeboten!*)
- Wenn der Geburtsverlauf unauffällig ist und es Frau und Baby gut geht, sollen keine Interventionen empfohlen werden.

- Die Gebärende soll stets dazu angehalten, ermutigt und dabei unterstützt werden, eine Position einzunehmen, die für sie angenehm ist. Sogar in der Austrittsphase soll sie dazu angehalten werden, die Rückenlage zu vermeiden.
- Der Gebärenden soll vermittelt werden, dass sie sich von ihrem eigenen Pressdrang leiten lassen soll, sei es beim Zeitpunkt als auch bei der Art und Dauer des Pressens. Es gibt zurzeit keine Evidenz dafür, dass »Pressen unter Anleitung« einen positiven Effekt auf die Geburt hat.
- Nur wenn bei vollständig geöffnetem Muttermund die Wehen abnehmen, sollen wehenfördernde Maßnahmen (beispielsweise die Gabe von Oxytocin) erfolgen.
- Die Nabelschnur soll laut Leitlinie zwar vor Ablauf von fünf Minuten abgeklemmt und durchtrennt werden. *Aber*: Wenn die Frau wünscht, dass die Nabelschnur erst später abgeklemmt und durchtrennt wird, soll dieser Wunsch respektiert und die Frau entsprechend ihrer Entscheidung unterstützt werden. *Wichtig! In der Leitlinie steht auch:* »Der Zeitpunkt des Abnabelns beeinflusst das mütterliche Outcome nicht, während für das Kind das verzögerte Abnabeln zu einer längerfristigen Verbesserung der Eisenversorgung durch plazentoneonatale Transfusion führt.«
- Wenn die Mutter während der Versorgung der Geburtsverletzungen eine unzureichende Schmerzlinderung angibt, soll das Personal sofort darauf reagieren.

Schau dir auch diese Leitlinie gern einmal im Ganzen an. Bei vielen Punkten dauert es sicher noch eine ganze Weile, bis sie im Klinikalltag angekommen sind. Aber es liegt nun auch an uns Frauen, unsere individuellen Bedürfnisse in diese Informationen zu packen und mitsamt der Kliniktasche mit ins Krankenhaus zu nehmen.

Die besten Mittel gegen Nachwehen.
Unsere On- und Offline-Empfehlungen

- www.muttermund.net Unser digitales Baby, ebenfalls frisch geschlüpft! Ein Portal für alle, die dieses Buch geliebt haben. Du findest hier gebündelte Informationen zum Thema Mutterwerden und Muttersein. Eine Seite, die dich stark machen soll, aber auch zum Lachen bringen darf.
- www.littlepaperplane.net Evelyns Blog über das Mutter- und Frausein. Ehrlich, ungefiltert und mit einem Augenzwinkern.
- www.mutter-rabenherz.de Annikas Blog über das Leben mit drei kleinen Kindern. Hier kommentiert sie selbsttherapeutisch den Sinn und Unsinn ihres Mutterdaseins.
- Der Film »Die sichere Geburt. Wozu Hebammen?« von Carola Hauck. Absolute Empfehlung zur Geburtsvorbereitung! Nötige deine(n) Partner(in), mitzuschauen.
- Die Website des Kinderarztes, Wissenschaftlers und Autors Dr. Herbert Renz-Polster stellt Informationen rund um die kindliche Entwicklung, die kindliche Gesundheit sowie zu Erziehungsfragen bereit: www.kinder-verstehen.de.
- »Die Frau fürs Leben ist nicht das Mädchen für alles« von Laura Fröhlich, erschienen im Kösel-Verlag.
- »Guter Hoffnung. Hebammenwissen für Mama und Baby« von Kareen Dannhauer, erschienen im Kösel Verlag.
- www.hebammensalon.de Der wöchentliche Podcast der Berliner Hebammen Sissi Rasche und Kareen Dannhauer.
- www.mother-hood.de Die Bundeselterninitiative Mother Hood e.V. setzt sich für eine stressfreie und gesunde Schwangerschaft, für eine sichere und selbstbestimmte Geburt mit

der freien Wahl des Geburtsortes und ein gesundes Aufwachsen der Kinder im ersten Lebensjahr ein.
- »Selfcare für Mamas« von Daniela Gaigg und Linda Syllaba, erschienen im Beltz Verlag. Motto: Geht's dir gut, geht's deinem Kind gut.
- Brigitte Mom, das Magazin mit starken Nerven für Mütter & werdende Mütter.

Anlaufstellen bei schwierigen Erfahrungen und Gewalt rund um die Geburt

- Es gibt ein Hilfetelefon für Frauen nach schwierigen Geburtserfahrungen: +49 (0) 228 92959970. Mehr dazu unter www.hilfetelefon-schwierige-geburt.de. Das Projekt der Bundeselterninitiative Mother Hood e.V. zusammen mit der International Society for Pre- and Perinatal Psychology and Medicine beschäftigt ausgebildete Therapeutinnen und Sexualpädagoginnen. Sie arbeiten seit vielen Jahren mit Familien und haben Erfahrung im Umgang mit schwierigen Geburten.
- Auf der Homepage der deutschen Psychotherapeutenvereinigung (DPtV) kannst du nach Therapeutinnen oder Therapeuten in deiner Nähe suchen: www.deutschepsychotherapeutenvereinigung.de.
- Der gemeinnützige Verein »Schatten & Licht e.V.« bietet seit 1996 ein bundesweites Beratungs- und Selbsthilfegruppennetz für Krisen rund um die Geburt. Information und Hilfsangebote findest du unter www.schatten-und-licht.de.

Nachwehen — Die Zeugung

Anfang März 2020 bekamen wir vom Kösel-Verlag die erhoffte Zusage für unser Herzensprojekt *Nachwehen*. Genau eine Woche später rief die WHO eine globale Pandemie aus und die Welt stand plötzlich Kopf. Auch unsere kleine Welt. So schrieben wir dieses Buch gemeinsam mit fünf sehr gelangweilten und unfassbar hungrigen Kindern an unserer Seite sowie mit zwei Männern, die irgendwo in diesem Chaos in Ruhe telefonieren mussten. Tagsüber beschulten, bespielten, bekochten und deeskalierten wir in einem fort. In irgendeinem Paralleluniversum scheinen wir dabei gleichzeitig dieses Buch vollendet zu haben. Täglich schickten wir uns unzählige Sprachnachrichten, in denen wir abwechselnd hysterisch weinten oder lachten. Wir schrammten verdammt nah an einem Burn-out vorbei, nahmen Abschied von geliebten Menschen, waren in Quarantäne, ließen uns vier Weisheitszähne ziehen und erlitten kurz vor der Zielgeraden noch eine leichte Gehirnerschütterung beim Familienausflug. Wir schwitzten, wir weinten, wir lachten. Und nun sind wir einfach unheimlich stolz und froh darüber, dir mit diesem Buch einen sehr persönlichen Teil unseres Lebens anzuvertrauen. Im Glauben an uns alle und an eine großartige Veränderung, die wir gemeinsam bewirken können.

Wir sagen Danke

Evelyn sagt Danke

Ach, **Annika**. Manchmal Pannika, immer Funnika – ohne dich hätte das nie funktioniert. Du bist das Omega zu meinem Alpha, das Yin zu meinem Yang. Du bist die lustigste und klügste Co-Autorin und Freundin, die man sich nur wünschen kann. Ich bin stolz auf dich. Ich bin stolz auf uns. Danke.

Danke an meinen allerbesten Freund, Partner, Mann und Seelenverwandten **Arnold**. Danke, dass du mich begleitest, mich an die Hand nimmst und genau weißt, wo mein Tanzbereich ist und wo deiner. Danke, dafür, dass du all meine irren und wirren Ideen mit einem euphorischen: »Ja, klar!« unterstützt. Danke für deine Gelassenheit, die mich manchmal verrückt macht, die ich aber brauche und liebe. Du bist und bleibst mein Gegenstück.

An meine kleinen, verrückten, quatschköpfigen, lauten und klebrigen **ehemaligen Bauchbewohner**: Danke! Die Liebe, die ich für euch empfinde, ist nicht in Worte zu fassen. Ihr macht mich täglich zu einer ein bisschen (!) geduldigeren Version meiner selbst. Ihr seid fabelhaft.

Nonna, als Kind hast du immer zu mir gesagt: »Du musst ein Buch schreiben.« Hier ist es. Für dich. Und mein Herz weint, weil du es so knapp nicht in den Händen halten konntest. Grazie, Nonna, mi manchi.

Ich danke meinen **Eltern** für all die Geschichten, die sie mir Jahr um Jahr vor dem Schlafengehen vorgelesen haben.

Danke an meine lieben **Schwiegereltern**, meine tapferen **Großeltern**, meinen kleinen feinen **Bruder**. Ihr macht diese Welt zu einem wunderbaren Ort.

Marina, ohne dich wäre ich vermutlich nicht hier, du warst es, die meinen ersten Blog 2009 erstellt hat. Einfach so. Du bist meine älteste Freundin. Meine Wegbegleiterin, seit wir beide windeltragend den Kindergarten unsicher gemacht haben. Du bist meine Schwester im Herzen. Danke.
Martina, du coole Socke! Danke, dass du keine Sekunde an Nachwehen gezweifelt hast, selbst wenn die Sterne schief standen und die Karten verkehrt herum lagen.

Danke all den Frauen, die mich täglich inspirieren, die mir Mut machen und meine ewig langen Sprachnachrichten aushalten: **Christine**, du Haus- und Hof-Psychologin, **Jenny**, du Fels in der provinziellen Brandung, **Ursula**, du mutige Kämpferin, **Anjuscha**, du selbstlose Seele, **Saskia**, du verrückte Nudel und so viele mehr …

Und danke, danke, danke an meine Community und meine **Leserinnen** auf Instagram und Little Paper Plane – danke für die Likes, Kommentare und all die wunderbaren Nachrichten. Ihr seid unersetzlich.

Annika sagt Danke

Evelyn, du weltbeste Mitschreiberin und Freundin, dir danke ich für diese grandiosen Ideen in deinem schönen Kopf und dein Engagement im Sommer 2019, mich bei diversen Hugos für dieses wundervolle Projekt zu begeistern. Obwohl ich immer wieder beteuert habe, schon bei der Gruppenarbeit in der Schule komplett versagt zu haben. Hach, es war mir jeden Tag eine Freude, all dies mit dir umzusetzen.

Mama, dir danke ich, dass du schon früher ganz euphorisch meinen zähen Zweitklässler-Geschichten gelauscht hast (oder zumindest liebevoll so tatest 😊) und immer an meinen Traum geglaubt hast.

Papa, mein Vorbild, dir möchte ich von Herzen Danke sagen. Du hast mir von klein auf beigebracht, dass ich alles schaffen kann, wenn ich es nur will.

Chrissi, dir danke ich für deine Ersteinschätzung dieses Buchs, deine wunderbaren Inspirationen und unsere ehrliche Freundschaft. Du bist der einzige Mensch auf dieser Welt, der versteht, dass man in einer Vorlesung plötzlich vor lauter Aufregung seinen eigenen Namen vergessen kann.

Ich danke dir, **Bernd**, für das erste Moleskine, für das, was du in mir gesehen hast und dass du mir gezeigt hast, wie wunderbar heilend und verdammt cool es ist, der Welt tiefstapelnd zu begegnen.

Guido, dir danke ich für all die derben Witze, über die ich auch heute noch laut lache und die ich überall als die meinen ausgebe. Sänk ju auch für das, was dahinter steckt.

Anne! Du wundervollste Wegbegleiterin in diesem Abenteuer »Leben mit Kind« und beste Freundin neben mir als Muttertier. Mit niemand anderem möchte ich mir lieber die Großpackung H&M-Bodys teilen. Und das Glas Wein in meiner Quality Time.

Jessi und **Nancy**, euch danke ich, dass ich immer in eurer Mitte sein darf, ihr seid meine Felsen in der Brandung. Dir, **Aline**, für so viel »Sonnaschein« in meinem Leben und dass du mich immer wieder lehrst, gleichzeitig heulen und lachen zu können.

Meiner Patentante **Ulrike** für die Seelenverwandtschaft und dass du es nie seltsam findest, wenn ich dich kopiere.

Ich danke all den unperfekten **Mamafreundinnen** um mich herum, mit denen man so wunderbar über die eigenen Kinder herziehen und heimlich Prosecco auf Spielplätzen trinken kann.

Ich danke von Herzen meiner allerliebsten **Oma**. Du bist die positivste, mutigste und beeindruckendste Frau, die ich jemals kennenlernen durfte. Der Mensch, der mich gelehrt hat, dass Frauen genauso stark sind wie Männer.

Von ganzem Herzen danke ich natürlich meinem großartigen **Mitbewohner**. Diesem verdammt coolen, mich manchmal in den Wahnsinn treibenden, aber so liebenswerten Kerl. Danke, dass du nie an diesem Projekt gezweifelt und mich voller Enthusiasmus unterstützt hast. Auch dafür, dass du nach Unterzeichnung des Autorenvertrags nicht direkt gekündigt und die Villa am Starnberger See gekauft hast. ☺ Ich liebe dich!

Ganz besonders danke ich diesen **drei wunderbaren kleinen Menschen** um mich herum. Die mich jeden Tag lehren, wer hier eigentlich der Klügere ist. Ihr haltet meinen Puls hoch, sollte ich mal drohen, in Lethargie und Langeweile zu verfallen. Ihr seid das Beste, was mir je passiert ist, und ich liebe euch bis zum »Weltaal« und zurück. Ihr wisst schon.

Wir sagen Danke

Wir danken unseren wunderbaren **Interviewpartnerinnen und -partnern**, die sich so viel Zeit für unsere Fragen nahmen, längst fällige Antworten lieferten, Impulse gaben und unsere Blickwinkel weiteten. Dank ihnen ist dieses Buch Trost und Hilfe zugleich. Vielen Dank auch an all die **Frauen**, die uns über Social Media ihre Stimmen geliehen haben, um anderen Müttern zu zeigen, dass sie nicht allein sind.

Wir danken der Illustratorin **Nadja König**, die uns bereits seit dem Pitch unterstützt und unser Buch grafisch zum Leben erweckt hat. Danke an unsere Freundin, die **Doula Natalia**, die uns, wenn wir gerade dachten, wir wären fertig, wieder neue, manchmal auch unbequeme Gedankenbrocken zuwarf und mit dazu beitrug, dass dieses Buch nicht nur eine Umarmung ist, sondern auch ein zärtlicher Tritt in unsere schönen Frauenhintern.

Lieben Dank an unsere Außenlektorin **Diane Zilliges**. Sie bekamen unser Buch als erste Person zu lesen, die nicht in unserer Bubble war. Ihre ehrlichen und lieben Worte zu unserem Projekt haben uns sehr gerührt und uns darin bestärkt, genau das Richtige zu tun. Vielen Dank für Ihre konstruktive Kritik und Ihre wichtigen Hinweise.

Ein ganz besonderer Dank gilt unserer Lektorin **Annegret Augustin**. Sie war die perfekte Geburtsbegleiterin unseres sechsten Babys. Die gute

Hebamme, die an unser Herzensprojekt von Anfang an geglaubt hat, sich aber dezent im Hintergrund aufhielt und immer dann unaufgeregt zur Stelle war, wenn wir drohten, von der Spur abzukommen, oder einen Geburtsstillstand erlitten. Danke für Ihr Vertrauen in uns, Ihren Humor und Ihre Geduld, wenn wir nur noch Nervenbündel waren. Sie haben es immer geschafft, das Beste aus uns herauszuholen.

Unsere Geburtsbegleiter

Schwangerschaft
- Gudrun Stölzl, seit 1987 Hebamme, München

Geburt
- Dr. Anja Bräuker, München, www.dr-braeuker.de

Wochenbett
- Diplompsychologin und psychologische Psychotherapeutin (VT) Tanja Holzlöhner, Eriskirch am Bodensee
- Dr. Anselm Kusser, München, Praxis für Ganzheitliche Gesundheit & Familienbegleitung, www.praxis-kusser.de

Muttermündig in die Zukunft
- Prof. Dr. med. Sven Hildebrandt, Facharzt für Frauenheilkunde und Geburtshilfe, Professor für Frauenheilkunde und Geburtshilfe an der Hochschule Fulda – University of Applied Sciences, Past-Präsident der Internationalen Gesellschaft für prä- und perinatale Psychologie und Medizin (ISPPM), Präsident der Dresdner Akademie für individuelle Geburtsbegleitung (DAfiGb), www.prof-hildebrandt.de
- Doula Natalia Lamotte. Gemeinsam mit ihrer Schwester Sarah bietet sie in München eine achtsame und individuelle Begleitung während Schwangerschaft, Geburt und Wochenbett an, www.schwesterherzen-doulas.de

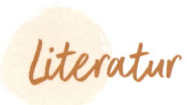

Literatur

Antoinette El Agamy Etman: Was geschieht bei der Geburt? Den Geburtsweg verstehen, hep 2015

Hannah Buschmann und Ute Lange: Paternale Depression in der frühen Elternschaft, Abstract zu einem Vortrag bei der Internationalen Fachtagung der Deutschen Gesellschaft für Hebammenwissenschaft, Mainz 2018

Silvia Dürnberger: Deine selbstbestimmte Geburt im Krankenhaus, Kösel, München 2019

Merz, Eberhard: Fetale Gewichtsschätzung und Sonographische Diagnostik in Gynäkologie und Geburtshilfe, Band 2: Geburtshilfe, Georg Thieme, Stuttgart 2002

Holger Kuntze: Lieben heißt wollen, Kösel, München 2018

Christina Mundlos: Gewalt unter der Geburt. Der alltägliche Skandal, Tectum, Marburg 2015

Dr. med. Christiane Northrup: Frauenköper Frauenweisheit, ZS, München 2010

Michel Odent: Geburt und Stillen, C.H. Beck, München 2016

Susanne Pahler: Dein Weg zur selbstbestimmten Geburt, Dorling Kindersley, München 2020

Herbert Renz-Polster: Kinder verstehen, Kösel, München 2015

Alfred Rockenschaub: Gebären ohne Aberglauben. Fibel und Plädoyer für die Hebammenkunst, Facultas, Wien, 2001

Marshall B. Rosenberg: Gewaltfreie Kommunikation. Eine Sprache des Lebens, Junfermann, Paderborn 2001

Vorträge & Filme

- Prof. Dr. Sven Hildebrandt im Vortrag »Die Betreuung der Schwangeren im Geburtszeitraum«, zu finden unter https://www.youtube.com/watch?v=2YTd5EGc3c0 (letzter Aufruf im Januar 2021)
- Carola Hauck: »Die sichere Geburt. Wozu Hebammen?«, Dokumentarfilm von 2017

Anmerkungen

1. Rath, W. H: »Die medikamentöse Geburtseinleitung«, in: Frauenheilkunde up2date 2008, Seite 521-536, Georg Thieme Verlag KG Stuttgart, 2008, zitiert von Prof. Dr. Sven Hildebrandt in seinem Vortrag »Die Betreuung der Schwangeren im Geburtszeitraum«. Auffindbar unter https://www.youtube.com/watch?v=2YTd5EGc3c0 (letzter Aufruf im Januar 2021).
2. Auch dies rät Prof. Dr. Sven Hildebrandt im Vortrag über die Betreuung der Schwangeren im Geburtszeitraum).
3. Die Schwangerschaftsdauer wird durch die abgelaufene Schwangerschaftswoche (SSW) angegeben, plus die einzelnen Tage in dieser Woche. Die Angabe des »+« macht den Schwangerschaftsstand noch genauer. Zum Beispiel bedeutet SSW 6 + 2, dass die Schwangerschaft seit sechs Wochen und zwei Tagen besteht und die Schwangere somit in der siebten Schwangerschaftswoche ist.
4. Dieses Bild stammt ebenfalls von Prof. Dr. Sven Hildebrandt.
5. Vgl. Merz, Eberhard: »Fetale Gewichtsschätzung und Sonographische Diagnostik in Gynäkologie und Geburtshilfe Band 2: Geburtshilfe«, Georg Thieme, Stuttgart 2002.
6. Vgl. »Größe und Gewicht des Feten exakt bestimmen«, https://www.degum.de/service/patienten/im-detail/news/groesse-und-gewicht-des-feten-exakt-bestimmen.html (letzter Aufruf im Januar 2021).
7. Das CTG (Kardiotokografie), auch Wehenschreiber genannt, zeichnet über die Bauchdecke die Herztöne des Babys auf und misst zudem auch noch die Wehentätigkeit der Schwangeren.
8. »Krankenhausentbindungen in Deutschland«: https://www.destatis.de/DE/Themen/Gesellschaft-Umwelt/Gesundheit/Krankenhaeuser/Tabellen/krankenhausentbindungen-kaiserschnitt.html (letzter Aufruf im Januar 2021).
9. AWMF online: »Leitlinienprogramm« https://www.awmf.org/uploads/tx_szleitlinien/015-084k_S3_Sectio-caesarea_2020-06_1_02.pdf (letzter Aufruf im Januar 2021).
10. Pressemitteilung der Deutschen Gesellschaft für Gynäkologie und Geburtshilfe e.V. (DGGG): https://www.dggg.de/presse-news/pressemitteilungen/mitteilung/erste-s3-leitlinie-zur-sectio-unter-federfuehrung-der-dggg-veroeffentlicht-1212/ (letzter Aufruf im Januar 2021).
11. AWMF online, Leitlinien: https://www.awmf.org/leitlinien/leitlinien-suche/ll-ergebnis/liste/0/ll-dok/kurz/ll-klass/s3/ll-gesellschaft/0/ll-org/0/ll-sort/rel/ll-erg/100.html#result-list (letzter Aufruf im Januar 2021).
12. OECD Health Statistics 2019, Seite 200: https://www.oecd-ilibrary.org/docserver/4dd50c09-en.pdf?expires=1611303853&id=id&accname=guest&checksum=48E771C5038C742BF1EB02DC978654DC (letzter Aufruf im Januar 2021).
13. ebd.
14. Vgl. Susanne Pahler: Dein Weg zur selbstbestimmten Geburt, Dorling Kindersley, München 2020, Seite 89.
15. Vgl. Christina Mundlos: Gewalt unter der Geburt. Der alltägliche Skandal, Tectum, Marburg 2015, Seite 15.

16 »Prevention and elimination of disrespect and abuse during childbirth«, siehe https://apps.who.int/iris/bitstream/handle/10665/134588/WHO_RHR_14.23_eng.pdf?sequence=1 (letzter Aufruf im Januar 2021).

17 »WHO recommendations. Intrapartum care for a positive childbirth experience«: https://apps.who.int/iris/bitstream/handle/10665/260178/9789241550215-eng.pdf?sequence=1 (letzter Aufruf im Januar 2021).

18 Zu diesem und anderen Punkten dieser Liste siehe auch Christina Mundlos: Gewalt unter der Geburt. Der alltägliche Skandal, Tectum, Marburg 2015 und: https://www.mother-hood.de/sichere-geburt/informationen-fuer-eltern/missachtung-und-gewalt-in-der-geburtshilfe.html (letzter Aufruf im Januar 2021).

19 »Auch das ist Gewalt«: https://www.gerechte-geburt.de/wissen/gewalt-in-der-geburtshilfe/auch-das-ist-gewalt-1-ultraschallbefunde/ (letzter Aufruf im Januar 2021).

20 Eine extra Naht, die nach einem Dammriss den Vaginaleingang verengen soll, um dem Mann beim Geschlechtsverkehr mehr Lust zu verschaffen.

21 Herbert Renz-Polster: Kinder verstehen, Kösel, München 2015.

22 Abstract von Hannah Buschmann und Ute Lange: »Paternale Depression in der frühen Elternschaft«, vorgetragen bei der Internationalen Fachtagung der Deutschen Gesellschaft für Hebammenwissenschaft, Mainz 2018.

23 In seinem Drama »Geschlossene Gesellschaft«, Rowohlt 1987.

24 Vgl. »Zusammensetzung der Muttermilch: Woraus besteht deine Muttermilch?«: https://www.medela.de/stillen/deine-stillzeit/muttermilch-zusammensetzung (letzter Aufruf im Januar 2021).

25 Vgl. »Die Zusammensetzung der Muttermilch«: https://lansinoh.de/die-zusammensetzung-der-muttermilch/ (letzter Aufruf im Januar 2021).

26 Eine Aussage des Münchner Osteopathen Florian Ziegler auf der Seite https://die-sichere-geburt.de/experten/ (letzter Aufruf im Januar 2021).

27 Vgl. Antoinette El Agamy Etman: Was geschieht bei der Geburt? Den Geburtsweg verstehen, hep, 2015.

28 ebd., Seite 76.

29 Vgl. Alfred Rockenschaub: Gebären ohne Aberglaube. Fibel und Plädoyer für die Hebammenkunst, Facultas, Wien 2001, Seite 31.

30 Vgl. Dr. med. Christiane Northrup: Frauenköper Frauenweisheit, ZS, München 2010, S. 480.

31 Vgl. Silvia Dürnberger: Deine selbstbestimmte Geburt im Krankenhaus, Kösel, München 2019, Seite 21.

32 Michel Odent: Geburt und Stillen, C.H. Beck, München 2016, Seite 9. Odent ist Jahrgang 1930 und war lange Chefarzt der Entbindungsstation des Kreiskrankenhauses Pithiviers (nahe Paris). Er hatte auch Erfahrungen mit Hausgeburten in England.

33 Vgl. Silvia Dürnberger: Deine selbstbestimmte Geburt im Krankenhaus, Kösel, München 2019, Seite 27.

34 ebd., Seite 20.

35 Du erinnerst dich? Unser Interview mit Prof. Dr. Sven Hildebrandt.

36 Um den Präfrontalen Cortex herunterzufahren, hilft es, sich von der Umgebung abzuschotten. Das kann beispielsweise mithilfe von Musik, Meditation, Duftölen, Schlafmasken, Entspannungsmassagen oder der Bodyscan-Methode gelingen.

37 »Kontinuierliche Unterstützung für Frauen während der Geburt«: https://www.cochrane.org/de/CD003766/PREG_kontinuierliche-unterstutzung-fur-frauen-wahrend-der-geburt (letzter Aufruf im Januar 2021).

38 Vgl. Susanne Pahler: Dein Weg zur selbstbestimmten Geburt, Dorling Kindersley, München 2020, Seite 87.

39 ebd., Seite 89.

40 »Gegen den Trend. Wie es gelingen kann, die Kaiserschnittrate zu senken«: https://www.arbeitskreis-frauengesundheit.de/wp-content/uploads/2018/04/AKF_Kaiserschnitt_Interviews_web.pdf, Seite 12 (letzter Aufruf im Januar 2021).

41 Vgl. Susanne Pahler: Dein Weg zur selbstbestimmten Geburt, Dorling Kindersley, München 2020, Seite 105.

42 »Die sichere Geburt. Wozu Hebammen?«, Dokumentarfilm von Carola Hauck, 2017

43 Vgl. Michel Odent »Geburt und Stillen«, C.H. Beck, München 2016, Seite 28.

44 WHO recommendations Intrapartum care for a positive childbirth experience: https://apps.who.int/iris/bitstream/handle/10665/260178/9789241550215-eng.pdf;jsessionid=4E917C61730B934B8508791AF34DFFE0?sequence=1 (letzter Aufruf im Januar 2021).

45 Die höchste Qualitätsstufe von Leitlinien. S3-Leitlinien beruhen auf einer systematischen Analyse der vorhandenen wissenschaftlichen Evidenz und sind im Rahmen einer strukturierten Konsensfindung eines repräsentativen Gremiums verabschiedet worden.

46 https://www.awmf.org/uploads/tx_szleitlinien/015-083k_S3_Vaginale-Geburt-am-Termin_2021-01.pdf (letzter Aufruf im April 2021).